珍版海外中醫古籍善本叢書

潔古老人注王叔和脉訣（校點本）

金·張元素 注　金·張璧 述

鄭金生 校點

人民衛生出版社
·北京·

圖書在版編目（**CIP**）數據

潔古老人注王叔和脉訣：校點本 /（金）張元素注；
（金）張璧述；鄭金生校點. —北京：人民衛生出版社，
2024.3

（醫典重光：珍版海外中醫古籍善本叢書）

ISBN 978-7-117-34308-4

Ⅰ. ①潔… Ⅱ. ①張… ②張… ③鄭… Ⅲ. ①脉訣－
中國－金代 Ⅳ. ①R241.13

中國國家版本館 CIP 數據核字（2023）第 224721 號

醫典重光——珍版海外中醫古籍善本叢書

潔古老人注王叔和脉訣（校點本）

Yidian Chongguang——Zhenban Haiwai Zhongyi Guji Shanben Congshu
JieGu Laoren Zhu Wang Shuhe Maijue（Jiaodianben）

注　　　：金·張元素
述　　　：金·張　璧
校　　點：鄭金生
出版發行：人民衛生出版社（中繼綫 010-59780011）
地　　址：北京市朝陽區潘家園南里 19 號
郵　　編：100021
E - mail：pmph @ pmph.com
購書熱綫：010-59787592　010-59787584　010-65264830
印　　刷：北京雅昌藝術印刷有限公司
經　　銷：新華書店
開　　本：889×1194　1/16　　印張：7　　插頁：1
字　　數：111 千字
版　　次：2024 年 3 月第 1 版
印　　次：2024 年 6 月第 1 次印刷
標準書號：ISBN 978-7-117-34308-4
定　　價：109.00 元

打擊盜版舉報電話：010-59787491　E-mail：WQ @ pmph.com
質量問題聯系電話：010-59787234　E-mail：zhiliang @ pmph.com
數字融合服務電話：4001118166　E-mail：zengzhi @ pmph.com

珍版海外中醫古籍善本叢書

叢書顧問

王永炎

真柳誠 [日]

文樹德 (Paul Ulrich Unschuld)[德]

叢書總主編

鄭金生

張志斌

校點凡例

一、《潔古老人注王叔和脉訣》爲金•張元素注,金•張璧述,10卷。此校點底本爲元至元十九年(1282)序刊本完本複製件。原書藏日本宮内廳書陵部。底本原名《新編潔古老人注王叔和脉訣》,今校點本除底本正文外,凡涉及書名均删除"新編"二字。

二、本書采用横排、繁體,現代標點。原書竪排時顯示文字位置的"右""左"等字樣一律保持原字,不作改動。原底本中的雙行小字,今統一改爲單行小字。

三、本書底本目録與正文偶有出入,一般依據正文實際内容或校本所載,予以調整或補訂,必要時加注説明,如原目録中有藥方名,但正文均無藥方標題,故今在目録中保留原目録的藥方名,但不出頁碼。

四、校點本對原書内容不删節、不改編,盡力保持原書面貌,因此原書可能存在的某些封建迷信内容,以及某些不合時宜,或來源于當今受保護動植物的藥物(如虎骨、犀角等)仍予保留,請讀者注意甄别,勿盲目襲用。但每卷後重複出現的書名卷次等,徑删不出注。

五、本書校勘凡底本不誤而校本有誤者,不出注。底本引文雖有化裁,但文理通順,意義無實質性改變者,不改不注。惟引文改變原意時,方據情酌改,或仍存其舊,均加校記。

六、凡底本的異體字、俗寫字,或筆畫有差錯殘缺,或明顯筆誤,均徑改作正體字,一般不出注。但在某些人名、書名、方藥名中,間有采用異體字者,則需酌情核定,或存或改。

七、 原書的古今字、通假字，一般不加改動，以存原貌。避諱字一般不改。但若此類字在醫書罕用，爲便閲讀，亦改作正字，并在首見處加注說明。

八、 凡屬難字、冷僻字、異讀字，以及少量疑難術語，酌情加以注釋。原稿漫漶不清、脱漏之文字，用虚缺號"□"表示，不另加注。如能揣測爲某字，則在該字外加方框。

九、 某些藥名屬誤名者（如"黄耆"誤作"黄蓍"之類）徑改爲正名，不另出注。本書有的藥名屬于俗寫（如"薑"寫作"姜"），現代仍然沿襲，則不予改正。若有藥名需要改正時，均在首見時加注說明。

十、 凡底本中的序、後記等全部保留。一般體例爲序文在前，目録隨後。

十一、原書某些文字無標題，不便查閲使用，今補擬標題，用六角括號"〔〕"括注，不另加注。

十二、古籍某些篇節大塊文字，閲讀不便者，今酌情予以分段。某些特殊標記，亦酌情按現在方式予以替換。

〔吴駿聲序〕

醫學之精，在明乎脉。脉未易明，而明之有書焉耳。書有未明，明之者注也。有注也，而且改作以爲奇，乃未能援引證據，以明所未明，備所未備，其于是注也，焉攸[1]用？無所用而加之以誤世焉，用之者其不費人[2]乎？王叔和之訣[3]，醫學啓鑰之書也，固有童而習之白[4]，乃未能深究其義者。如"女人反此背看之"一句，釋者且不得其的[5]，則其間未明者亦多矣。大抵釋注之病非一：出胸臆之説而不根諸古，則病乎泛；徇[6]一時之見而非傳一家，則病乎略；眩一己之能而盡棄乎舊説，則又病乎偏。有能反是焉，斯爲至當。然或無方以隨之，則脉自脉，藥自藥，學者猶有誤投之患，是所謂明而未備也。潔古老人張元素，精于醫經者也。其于是書也，"女人反背"之語，則釋之以四時之陰陽，已足破千載之惑。況其援引不外乎《素》《難》《内經》之中，則不失之泛；參錯[7]復繼以其子雲歧之議論，則不失之略；採摭不棄乎通真[8]已當之舊説，則不失之偏。其後復繼以隨脉之方，使一覽之餘，醫學之要，且明且當，而且備矣，不亦善乎！余友虞兄成夫，近得斯本，乃江南前所未有者。不欲珍襲，爰鋟諸梓，以與學醫者共之。吁！豈惟學醫哉？家置一帙，以質醫者之當否，則雖有費人之醫，我不爲之費矣，豈不爲養生延年之助耶？暇日執此書以求序引，余見是注之明且備也，悦而繹之，于是乎書。

至元壬午季秋朔益清堂老人吳駿聲父序

---

1 攸：助詞。用在動詞前，組成名詞性詞語，相當于"所"。

2 費人：俗語："學書費紙，學醫費人。"意謂學書法要花費紙張，學醫要花費人命。

3 王叔和之訣：指盛行于宋元的《王叔和脉訣》。此書託名晉·王叔和撰，或謂出自南北朝時劉宋·高陽生。

4 童而習之白：白，白頭。謂從小學到老。

5 的：《正字通·白部》："的，實也。"

6 徇：炫耀、誇示。《廣韻·稕韻》："徇，自衒名行。"

7 參錯：參，研究、商討。《集韻·覃韻》："參，謀度也。"錯，琢磨。《廣雅·釋詁三》："錯，磨也。"引申爲砥礪學問。

8 通真：即北宋醫家劉元賓，字子儀，號通真子。有《通真子補注王叔和脉訣》等書。

〔蒼嵓山人識語〕

　　《脉訣》之書，其醫家之入門也。潔古父子世傳醫學，熟究方書，洞察脉理，隨脉辨證，隨證注藥，兼集諸家之善，以釋後學之疑，其用心亦良矣。江南醫士歬[1]所未睹。今虞成夫喜得兹本，不欲私藏，亟刻諸梓，推廣活人之惠，其志尤可嘉，以此見潔古之有功于叔和，而虞又有功于潔古也，豈小補哉。

蒼嵓山人特書于會稽衛生堂

1　歬：同“前”。《説文·止部》：“歬，不行而進謂之歬，從止，在舟上。”《玉篇·止部》：“歬，今作前。”

地支不移循環之圖

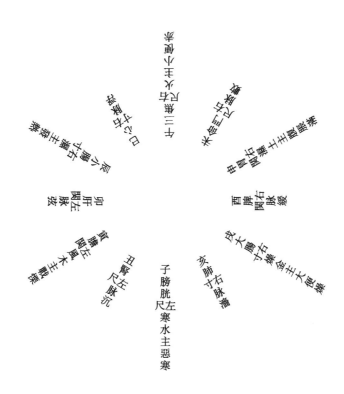

王氏先六位于左右手者，分列六部，內應十二經也。言左右者，乃司開闔之道，以明汗下之法。故曰左爲表，陽也；右爲里，陰也。《經》曰"陽化氣"，可汗；"陰成形"，可下。

目錄

1　潔古老人入式論：此前原有"循環之圖"，但此圖置于卷首，不在卷一，故刪。

---

1 小柴胡湯：此湯以下諸方，正文均無標題，僅行文中有此方名。今在此保持原目錄內
　容，但不出頁碼，以下各卷目錄中方名處理同此法。
2 橘皮半夏湯：原無，據正文補。
3 診四時病：原無，據正文補。

---

1 病：原脱，據《脉訣刊誤》補。

2 候：原脱，據正文補。

3 論五藏察色候歌：原脱，據正文補。

卷 之 一

潔古老人入式論

　　且夫入式，得之于心，應之于手，行之于用，得旨趣者少。故先生言入式，總包五藏及諸脉法，婦人、小兒，察色觀脉。左陽升而不升，謂之不及；右陰降而不降，謂之太過。體本陰陽，借言男女，故爲"同斷病"之説。命門與腎，水火之别，故言"尋趁"。以此推排，具《五難》輕重之説，關前、關後，《三難》説之詳矣。至數多少，《十四難》以稱之。脉之形象，《十五難》具載之。遲冷、數熱，乃藏府汗下。血榮氣衛，不失天度爲常。過則生七表，不及則生八里，皆從血氣内外，以察乎虚實邪正之理。假令熱則生風，冷生氣，熱生風而制火，冷生氣而制水，以此舉金木爲例，餘倣此。木主風而金主氣，火化熱而水化寒，故解入式。

診脉入式歌

左心小腸肝膽腎

　　潔古云：叔和言巡天度，主隨六甲，日月五星，皆自西而東轉，其脉亦然。故心肝腎，逆而言之，人左寸應辰，其時溫，故君火不行炎令，此乃君之德也。外應三月，内應左寸，心與小腸動脉所出。從心逆行于肝，其令風，外應于寅，内應左關，肝與膽動脉所出。從肝逆行于腎，外應十一月，内應于左尺，腎與膀胱動脉所出。浮爲小腸、沉爲心。前半指有陽中之陽，有陽中之陰；後半指有陰中之陽，有陰中之陰，他皆倣此。

　　雲歧子云：此三位主溫，風寒可汗，謂之左升，是從子後一陽生。《内經》曰：陽化氣，清陽發腠理。下者舉之。溫主發熱，風主戰慄，寒主惡寒。假令病人發熱，無汗，惡寒，脉浮緊，乃寒傷榮，可用**麻黄湯**主之。如戰慄惡風，有汗，脉浮緩，乃風傷衛，可用**桂枝湯**。如往來寒熱，是尺寸脉交，以**小柴胡湯**兩和之。何以然？夫小柴胡湯乃少陽經藥也，柴胡行本經，與黄芩治發熱，生薑、半夏去[1]寒。如發熱戰慄，**葛根解肌湯**主之。如戰慄，脉浮弦，**小青龍湯**主之。如戰慄惡寒，脉沉弦，**大青龍湯**主之。如惡寒，脉沉遲，

1　去：原誤作"湯"，故誤加方名標記。據《纂圖方論脉訣集成》改。

麻黃附子細辛湯。已上皆解表之法也。

右肺大腸脾胃命

潔古云：右寸肺，外應九月，內應右寸，其時燥，是肺與大腸動脉所出。逆行于脾，外應七月，內應右關，其時濕，脾與胃動脉所出。逆行于手厥陰三焦，其時暑，外應五月，內應右尺，命門三焦動脉所出。已上叔和言脉左行，溫風寒燥濕暑。言天者，逆遊六甲，非順行十二辰。順行十二辰者，溫熱濕燥寒風，卻非天之左轉。所以云天行，從前來者爲實邪，從後來者爲虛邪。

雲歧云：此三位所主燥濕熱，可下，謂之右降，是從午後一陰生。《內經》曰：陰成形。濁陰走五藏。高者抑之。燥主大便難，濕主腹滿痛，熱主小便赤澀。假令病人大便難，脉沉數，**小承氣湯**主之。如腹滿痛甚，而脉沉數，**大承氣湯**主之。如小便赤澀，脉沉數，**大承氣湯**主之。如小便赤，不大便，腹滿痛，亦此藥主之。如小便赤，腹痛而不滿，**調胃承氣湯**主之。如大實證，爲不大便是也。如小便赤，大便難，腹滿痛，大承氣主之。已上皆攻里之法也。芒消辛潤，治大便燥而難；厚朴、枳實，治腹滿痛；大黃治大便不通及小便赤澀。溫、風、寒在表，是上有水也，可汗；燥、濕、熱在裏，下有火也，可下。故曰：治病必求其本。假令有表里證者，先解表後攻裏也。如病人大便難，發熱，謂之溫燥，先當解表，左宜**桂枝湯**；後攻裏，右宜**承氣湯**。如戰而腹滿痛，謂之風濕，左宜**桂枝湯**，右宜**承氣湯**。如惡寒，自汗，小便赤，左宜**桂枝麻黃湯**，右宜**承氣湯**。凡六氣之病，脉與證相得者生，相反者死。色脉亦然。臨病人持診之時，宜細詳消息，不可妄用。此發表攻里之大概，不可印定眼目，泥于上説，此大約言之也。此二者皆逆傳其位，先立左寸心小腸，乃君火之位；次立左關肝、膽，乃風木之位；次立左尺腎與膀胱，乃寒水之位；次立右寸肺、大腸，燥金之位；次立右關脾、胃，濕土之位；次立右尺命門、三焦，相火之位。凡此立六位之脉，皆循天而右行。以此言之，病在左，主表，宜發汗；病在右，主里，宜下。左爲氣，多虛，是無形，故宜汗；右爲陰，多實，乃有形，故宜下。其傳變之道，左必傳右，乃汗證傳作下證。下證無傳汗證之理。左上熱而下寒，右上燥而下熱，左關、右關，以明汗下之道，如遞互交經，客主邪正，相合消息，各所管證，隨部脉論之。

女人反此背看之

潔古云：非言男女，正謂四時。春夏寸弱而尺盛，爲男得女脉，爲不足，病在内。《素問》曰：濁陰歸六府。春夏爲男，太陽、陽明、少陽，三陽亦爲男，寸弱而尺盛，皆爲男得女脉，爲不足也。秋冬爲女，寸盛而尺弱，爲女得男脉，爲太過，病在四支。《素問》曰：清陽實四支。太陰、少陰、厥陰，三陰亦爲女，三陰證皆寸盛尺弱，亦爲反此。《素問·熱論》云：三日已前當汗，三日已後當下。春夏與秋冬四時同。

雲歧云：夫天地有陰陽之升降，人有尺寸之水火，豈異于天地者哉？女人反此者，乃是明陰陽升降之道。是以陽升于上者，是背陽而抱陰，所以人背爲陽，腹爲陰；背爲外，腹爲内。春夏背陽而抱陰，是春夏陽在外，陰在内，故萬物發生于上，人脉亦應之，當寸盛而尺弱。《經》曰：天氣在上，人氣亦在上。秋冬背陰而抱陽，是秋冬陽在内，陰在外，故萬物收藏于下，人脉亦應之，當尺盛而寸弱。《經》曰：天氣在下，人氣亦在下。

尺脉第三同斷病

潔古云：男子藏精，女人藏血。所主者異，所受者同。

雲歧云：夫"同斷病"者，謂人反常而生諸病，是春夏寸盛而尺弱，而反得尺盛而寸弱，是男得女脉爲不足，病在内，乃陽不足而陰太過也。何謂陽不足？春時應溫而反大寒，夏時應熱而反大涼。《大法》曰：春宜汗，是用辛甘之藥助陽而抑陰。《經》曰：陰盛陽虛，汗之則愈，下之則死。秋冬當寸弱而尺盛，而反得寸盛而尺弱，是女得男脉爲太過，病在外，乃陽太過而陰不足。何謂陽太過？是秋時應涼而反大熱，冬時應寒而反大溫。《大法》曰：秋宜下，當用酸苦之藥助陰而抑陽。《經》曰：陽盛陰虛，下之則愈，汗之則死。又曰：尺寸者，血氣之男女；左右者，陰陽之徵兆。非言男女之異，以明尺寸之道，此定位之法也。

心與小腸居左寸

雲歧云：巳辰君火之位，其氣溫，乃二之主氣也。

肝膽同歸左關定

卯寅風木之位，其氣風，乃初之主氣也。

腎居尺脉亦如之

丑子寒水之位，其氣寒，乃終之主氣也。

用意調和審安靖

潔古云："審安靖"者，五行各依其部。

雲歧云：左手三部，溫、風、寒是在表。如不和，則在左寸。左寸主發熱，尺主惡寒。若水火相爭，則往來寒熱，其治**小柴胡湯**，是少陽經藥也。足少陽膽者，東方木也，木乃水之子、火之母，故能調和水火之氣。《經》曰：間藏者生。安靖者，審得有無往來寒熱，恐七傳也。

肺與大腸居右寸

亥戌燥金之位，其氣燥。乃五之主氣也。

脾胃脉從關里認

酉申濕土之位，其氣濕，乃四之主氣也。

命門還與腎脉同，用心子細須尋趁。

未午相火之位，其氣熱，乃三之主氣也。《脉法》曰：夫命門與腎脉同者，謂其所受病同于膀胱一府。其各受病也，當用心辯水火之異。何以別之？如外證小便清利及脉沉而遲，是其氣寒，屬腎水；如小便赤澀，脉沉數，是其氣熱，屬命門火。故所受者同，所主者異。夫所受者同，乃命門與腎同歸膀胱一府也。所主者異，謂有寒熱之別：一歸于寒水，一歸于相火也。叔和謂有水火寒熱之異，故令持診之時，當用心審察之。

若診他脉覆手取，要自看時仰手認。

潔古云：《經》曰：常以不病人調病人，故云以我知彼。

三部須教指下明

雲歧子云：三部者，寸關尺也。寸爲上部，法天，主胸膈之上至頭之有疾。關爲中部，法人，主臍之上至胸之下有疾。尺爲下部，法地，主臍之下至足之上有疾。此乃三部所主也。

九候了然心里印

九候者，浮中沉各診五動。浮診五動，天之象也。中診五動，人之象也。沉診五動，地之象也。三部各診浮中沉，三乃三三九也。夫九候者，在天五日爲一候，在脉五至爲一候，一息之數。浮，一氣十五爲天；中，一氣十五爲人；沉，一氣十五爲地。故一氣在上，一氣在中，一氣在下，三氣相合而成一脉，是三元也，乃氣、血、精。故總得四十五動曰平脉也。故叔和于各藏言脉，云"四十五動無他事"，又曰"無疑慮"，又曰"不須怕"，此平康脉也。何爲"心里印"？印者，爲浮中沉三診各有太過、不及之脉也。假令左寸太過，脉浮，診得六數、七極者，必身熱而無汗，**麻黄湯**主之；不及，脉浮，診得三遲、二敗者，必身熱自汗，**桂枝湯**主之。桂枝止汗，麻黄發汗，明爲表之補瀉也。關脉中診得六數、七極者，是熱在中，**調胃承氣湯**主之；如得三遲二敗者，是不及也，以**建中湯**、**理中圓**主之。用調胃承氣自内而瀉于外也。理中、建中，乃和中補藥也。承氣、建中，乃中焦補瀉藥也。左尺沉，診得六數、七極者，必大便難而小便赤澀，**大承氣湯**主之。卻得三遲二敗者，必大小腹中痛，小便清則大便澄澈清冷，**薑附湯**主之。承氣、薑附，乃下焦補瀉之藥也。夫大承氣之寒，而能治下焦之熱，不能治中焦、上焦之熱；薑附之熱，而能治下焦之寒，不能治上焦、中焦之寒；建中、理中之溫，能治中焦之寒，不能治上焦、下焦之寒；調胃承氣之寒，而能治中焦之熱，不能治上焦、下焦之熱，且**麻黄湯**爲瀉也，而能瀉表之實，不能瀉里之實。**桂枝湯**爲補也，而能補表之虛，不能補里之虛。印者，察邪氣之所在，上中下，或表或里，診時常印此也。

大腸共肺爲傳送

大腸傳送水穀之府，又名傳道之官，當出而不納。肺何以爲傳送？謂傳氣下入膀胱以通津液，亦爲傳送之藏。《經》曰：陽明之上，燥氣治之，中見太陰。

心與小腸爲受盛

小腸爲受盛之府，又名受盛之官。心何以爲受盛？緣心屬火，主時令則萬物皆盛，其爲病則有餘多語是也，故爲受盛之藏。《經》曰：少陰之上，火氣治之，中見太陽。

脾胃相通五穀消

夫脾胃之氣常欲通和，胃爲戊，其化火，象于天，其氣熱。脾爲己，其化濕，象于地。故下熱而上濕，其氣相通，則五穀腐熟而自消矣。如濕多而熱少，則成五泄；熱多而濕少，則多食而飢虛，名曰消中，皆脾胃之病也。《經》曰：太陰之上，濕氣治之，中見陽明。

膀胱腎合爲津慶

夫膀胱者，津液之府，有出而無入，何爲變化以通津液之府？《內經》曰：飲入于胃，遊溢精氣，上輸于脾。脾氣散精，上歸于肺。通調水道，下輸膀胱。乃金生水也。夫氣者，升而爲雨露，降而作淵源。膀胱者，州都之官，氣化之所出焉。腎何爲津液之藏？《經》曰：泣、涕、汗、涎、唾，皆腎水所主，故言"腎合爲津慶"。《經》曰：太陽之上，寒氣治之，中見少陰。

三焦無狀空有名，寄在胸中鬲相應。

潔古云：上焦如霧，中焦如漚，下焦如瀆，有正藏而無府也。三焦者，六府之本原，主諸氣之父，無不支也。散在諸經，故無狀有名也。

雲歧云：夫三焦者，手少陽之陰也。凡人十二經內，十一經有形，惟三焦一經，獨無形而有名，寄在胸中，以應呼吸出入往來是也。何爲"相應"？《內經》曰：一呼脉行三寸，一吸脉行三寸，經行六寸，脉動五至，是爲相應。然使人之氣血，自手之三陰從藏走至手，手之三陽從手走至頭；足之三陽從頭走足，足之三陰從足走至腹。周流不息，通行血氣者，三焦也。夫氣者，上至頭而豈能下？血者，下至足而豈能上？皆三焦之用，擁遏鞭辟，使氣血由是而貫通。《內經》曰：風寒在下，燥熱在上，濕氣在中，火遊行其間。寒暑交，故令虛而生化也。"寄在胸中"者，謂三焦之府，不與十一經有形者同于始終，謂無形而有用。老子曰：有之以爲利，無之以爲用。《內經》曰：神去則機息，氣止則化絕。然三焦者，乃人之元氣。又名曰天真之氣。善養生者，以養天真之氣，即沖和一氣也。外主榮衛，內則溫養藏府，寄位于胸中與鬲相應。

《內經》曰：少陽之上，熱氣治之，中見厥陰。

肝膽同爲津液府，能通眼目爲清淨。

夫胃、大腸、小腸爲府，有出而有入。其膀胱之爲府也，有出而無入。惟膽之爲府也，無出無入。其膽之精氣，從何而得？答曰：肝之餘氣，溢入于膽，聚而成精，由是内藏精而不泄，外視物而得明，以爲清淨之府，能通于眼目。凡人年老而目昏者，謂血氣衰而肝葉薄，膽汁減而目乃昏。《經》曰：厥陰之上，風氣治之，中見少陽。

智者能調五藏和，自然察認諸家病。

夫智者，上工也。是知神聖工巧之道，識五藏相傳之理。能調血氣之和，察認諸家病者，是識五藏六府之病也。假令察得色青脉弦，風氣大來，是木之勝也，即脾土受邪，何法能調土木之和？當治其心。心者，火也，火乃木之子，土之母也。《經》曰：間藏者生。《鍼經》曰：木實則瀉火，火者，木之子；土虛則補火，火者，土之母，火居木土之中，以正補虛瀉實之道，而能調風濕之和，得和則愈。

掌後高骨號爲關，骨下關脉形宛然。

掌後高骨，以定關脉之位。

以次推排名尺澤，三部還須子細看。

凡持脉之法，須子細用指按三部，推排次第輕重診之。何謂推排次第輕重？謂初診脉，各一指之下，如一菽之重，共按三指之下，如三菽之重，與皮毛相得者，肺脉也。如六菽之重，與血肉相得者，心部也。如九菽之重，與肌肉相得者，脾胃脉也。如十二菽之重，與筋平者，肝部也。如十五菽之重，按之至骨者，腎部也。此乃五診輕重之法也。三部五診，共四十五菽也。假令色白，脉當得三菽之重；色赤，脉當得六菽之重；色黃，脉當得九菽之重；色青，脉當得十二菽之重；色黑，脉當得十五菽之重。何爲尺澤？在手尺部，腎水所主。澤者，水也。非尺澤穴名也。

關前爲陽名寸口

是陽得寸内九分而浮。

關後爲陰直下取

是陰得尺内一寸而沉。

陽弦頭痛定無疑

脉浮而弦，風邪在表。

陰弦腹痛何方走

脉沉而弦，風邪在里。

陽數卽吐兼頭痛

脉浮數，邪熱在表。

陰微卽瀉臍中吼

脉沉微，寒邪在里。

陽實應知面赤風

脉浮實，風熱在表。

陰微盜汗勞兼有

脉沉微，寒邪在里。

陽實大滑應舌強

脉浮實，表氣實也。

陰數脾熱并口臭

脉沉數，邪熱在里。

陽微浮弱定心寒

脉浮微，表氣外虛。

陰滑食注脾家咎

脉沉滑，寒在里也。

關前關後辨陰陽，察病根源應不朽。

關前寸也，關後尺也，以定陰陽之位。但言陰陽者，乃脉之浮沉也。浮者，陽也。沉者，陰也。浮爲在表，沉爲在里。非止寸口獨浮，尺脉獨沉。尺寸俱有浮沉。言浮者法于寸，知病在表、在上之根源也。言沉者法于尺，知病在里、在下之根源也。沉于尺、寸者，是察脉之浮者，在上、在表之象也；沉者，在下、在里之象也。是識病之根源，應不朽也。

《難經》曰：陽得寸内九分而浮，陰得尺内一寸而沉，此之謂也。

一息四至號平和，更加一至太無疴。

一呼一吸爲一息也，是一呼脉行兩至，一吸脉行兩至。乃呼出心與肺，脉行兩至，吸入腎與肝，脉行兩至，是心肺肝腎各一至，通四至也。心氣通于夏，肺氣通于秋，腎氣通于冬，肝氣通于春。一息之間是得四時之脉，故號平和。更加一至者，是呼吸之間脉行一至，乃脾受五味也，是有胃氣，故五藏各一至曰平。

三遲二敗冷危困

一息四至雖號平和，猶少胃之一至，爲陰太過，當以溫治之。一息三至是陰乘陽也，當以熱治之；二至是陰溢于陽也，當以熱併除之。

六數七極熱生多

一息六至，爲陽太過、陰不及，以涼治之；一息七至，是陽乘陰也，以寒治之。

八脱九死十歸墓，十一十二絶魂瘥。

一息八至，是陽覆于陰也，陰不勝陽則脱；一息九至，是陽關于陰也，是無陰則死，十至亦然。十一、十二，乃陽欲併絕之狀也。

三至爲遲一二敗，兩息一至死非怪。

一息一至，陰格于陽也。敗，死也。兩息一至，陽獨絕，爲之死脉也。

遲冷數熱古今傳，《難經》越度分明載。

《難經》曰：諸數爲熱，諸遲爲寒。諸陽爲熱，諸陰爲寒。脉有太過、有不及，有陰陽相乘，有覆有溢，有關有格，所以越人切脉，以興此四問，以別陰陽死生。故曰：病有大小，治有淺深，當謹察之。

熱則生風冷生氣，用心指下丁寧記。

熱者南方火，風者東方木，冷者北方水，氣者西方金。五方之中，當云木生火、金生水是也。今叔和云"熱則生風"者，乃子能令母實，謂木中有火，使金不能制木，是金有懼火之意，故云"熱則生風"。是南方火實，則西方金虛也。法當瀉南方火、補北方水。火減則金得氣盛，木自虛而風自止矣。何爲補瀉之藥？假令大承氣以味苦瀉火，以氣寒補水，以硝之辛寒能潤燥益水。

《經》云：實則瀉其子。冷生氣者，亦是子能令母實而水盛，則冷生氣。金中有水，使火不能制金，是火有懼水之意，是北方水實則南方火虛也。法當瀉北方水、補南方火，水減則火得氣盛，金自虛而氣自衰矣。何爲補瀉之藥？假令**薑附湯**以辛甘發散爲陽，以氣熱除寒，以味之辛甘瀉水及金，而補火及木也。此實則瀉其子也，當用心指下，記三遲、二敗、六數、七極之別。

春弦夏洪秋似毛，冬石依經分節氣。

春脉微弦曰平，何謂微弦？《經》言："厭厭聶聶，如循榆葉曰平。""夏脉微鉤曰平。"何謂微鉤？《經》言："累累如環，如循琅玕曰平。""秋脉微毛曰平。"何謂微毛？《經》言："藹藹如車蓋，按之益大曰平。""冬脉微石曰平。"何謂微石？《經》言："上大下銳，濡滑如雀之喙曰平。"五藏應五行，各主七十二日。四季月尾各有十八日，屬脾，是三百六十日法也。分節氣者，十二經各有所主：正月左足少陽，二月左足太陽，三月左足陽明，四月右足陽明，五月右足太陽，六月右足少陽，七月右足少陰，八月右足太陰，九月右足厥陰，十月左足厥陰，十一月左足太陰，十二月左足少陰。此爲地之十二辰所主節氣也。春夏秋冬，節也；寒熱溫涼，氣也。弦洪毛石，脉之體樣也。四季之脉，各依府藏之十二經部分以主之，是爲分四時之節氣也。肝膽二經，左關之位主之；心小腸二經，左寸之位主之；肺大腸二經，右寸之位主之；腎膀胱二經，左尺之位主之；脾胃二經，右關之位主之；三焦包絡二經，右尺之位主之。右關二經不言者，四季兼有之也。右尺二經不言者，以其如天地之尊，而不係五行也。《玉機》云：脉從四時，謂之可治。

潔古云：依經爲之，十二經各有病源，本證本脉，故身爲時、脉爲令。見其色而不得其脉，知其脉而不見其色，皆非也。

阿阿緩若春楊柳，此是脾家居四季。

“阿阿”者，脾之寬緩象也。“若楊柳”者，春月嫩黃，象脾之色。“居四季”者，于四季月各主十八日也。

在意專心察細微，靈機曉解通玄記。浮芤滑實[1]弦緊洪，七表還應是本宗。

動于春夏，行陽二十五度。

微沉緩澀遲并伏，濡弱相兼八里同。

動于秋冬，行陰二十五度。

血榮氣衛定息數，一萬三千五百通。

凡人晝夜百刻之中，血氣周于身，行五十度，其元氣行八百一十丈，其呼吸總一萬三千五百息也。

---

1 實：原誤作“石”，據《脉訣刊誤》等書改。

卷 之 二

心藏歌 計三首

潔古論曰：五藏六府有有餘、不足，故實爲有餘，虛爲不足。有餘法當先時，不足法當後時。前曰實塞而不通，故曰有餘，瀉其子以流之，涓涓不息。子母之虛也，當補以流之。行流留住[1]，爲之子母，言補瀉證也。補瀉者，爲夫婦虛實邪正法。施鍼用藥，皆如此脉法者，有餘先時，不足後時。

心藏身之精，小腸爲弟兄。
精者神也，精氣之化成。《靈樞》云：兩精相薄謂之神，故神可内容，感物外耀，故曰相薄。小腸爲弟兄，丙則剛，丁則柔；丙爲兄，丁爲妹。剛能取他，柔能嫁彼[2]。

象離隨夏旺，屬火向南生。
合心火而象離，心中空，離火亦然。屬火向南生，夏氣之盛，萬物繁秀，心氣之盛，故面陽于外，心合火而象離也。

任物無纖巨，多謀最有靈。
任物者，任親萬物。火氣行，無所不至，人心之動，無所不通也。楊氏云：心洪纖無所不貫。心者，諸神之宮府，故多謀，最有靈。有餘則賢辨自智，不足則多失忘也。

内行于血海
心主血，養于諸藏，血盛則滋養神色，血衰則皮肉黑也。

外應舌將榮
舌者心之竅。《經》曰：心氣通于舌，舌和則知五味矣。

七孔多聰慧，三毛上智英。
心有十孔，三毛俱全，則智辨英雄，不全則痿弱軟懦。

---

1 以流之行流留住：《纂圖方論脉訣集成》引作"以留之行留流留住"，其義均不甚明。
2 彼：原作"許"。《纂圖方論脉訣集成》作"彼"，義長，據改。

反時憂不解，順候脉洪驚。

假令熱病身涼是反時，脉盛身熱爲順候，脉洪驚者，自里而表，是榮衛將復，大汗作而解矣。

雲歧云：心之爲病，以應于夏，脉當浮洪。反得沉而遲者，則是反時也。沉遲者，腎水脉也。以反應冬，是北方之節氣也。夫心病掌中熱而噦，或煩滿，卻得沉遲之脉，以脉爲時，是反時也。陽病見陰脉者死，故云"反時憂不解"也。如脉得浮而洪，是順候吉也。仲景云：立夏得洪大脉，是其本位也。

液汗通皮潤，聲言爽氣清。

潔古云：此一法是心通，汗出、聲清，是邪氣去而正氣復，金不受火邪。仲景云：聲之吉，其聲商。

雲歧云：《內經》曰：腎主液，入心爲汗。知心病傷濕得之。《內經》曰：肺主聲，入心爲言，病傷寒得之，故言"氣清"，乃金氣也。

伏梁秋得積，如臂在臍縈。

雲歧云：腎邪傳于心，心傳于肺、秋，肺主不受邪，卻傳于腎，腎又不肯受，心自受之。

順視雞冠色

雞冠其色赤而黃，心病順矣。何謂順視？赤者火也，黃者土也，火能生土，是爲順傳。《內經》曰：得相生則愈矣。

凶看瘀血凝

瘀血其色赤而黑，心病見則逆也，赤者火也，黑者水也，水能剋火，故云凶也。是陽病見陰脉者死。《內經》曰：得相勝則死。

診時須審委，細察要丁寧。

不以診而能知，不以問而能知，合診而細詳。欲爾識病，先行診察。全行四象，神聖工巧，闕一不圓，爲下工矣。

實夢憂驚怖，虛翻煙火明。

《經》曰：上盛則夢飛，下盛則夢墮。飛則心氣有餘，墮則心氣不足。又云：心氣虛則夢救火。陽物得其時，則夢燔灼。得其時，謂夏三月也。

秤之十二兩，小大與常平。

心重十二兩。

三部俱數心家熱，舌上生瘡唇破裂。

心氣通于舌，脾氣通于口。熱濕相合，無所受制，故舌生瘡破裂。

狂言滿目見鬼神，飲水百杯終不歇。

肺主聲，入心爲言，妄聞妄見。又曰：肺主燥，心主熱，燥熱相合，故多飲水，爲之暢飲也。**黃連瀉心湯**主之。

又 歌 曰

心脉芤陽氣作聲，或時血痢吐交橫。

心脉芤，積血在胸，則吐血。心芤干于大腸則瀉血。

溢關骨痛心煩躁，更兼頭面赤騂騂[1]。

溢關，脉過魚際也。赤騂騂，言赤之又赤也。

大實由來面熱風，燥痛面色與心同。

溢關、大實，皆寸口脉大盛。其《三難》之説面熱，叔和自解是"燥痛面色與心同"。燥痛者，面赤不澤也。

微寒虛惕心寒熱，急則腸中痛不通。

心不務德，又傷肺金，水來輔金，心畏其水，故虛惕。心寒熱急，則腸中痛

---

1 騂：赤色。《周禮·地官·草人》："凡糞種，騂剛用牛。"鄭玄注："騂謂地色赤，而土地剛强也。"

不通。金受火邪，澀痛不通也。

實大相兼并有滑，舌強心驚語話難。
此脉是《難經》"累累如環，如循琅玕"。八至曰後自載説。

單滑心熱別無病
謂之正邪。

澀無心力不多言
妻來侮夫，故知不足也。

沉緊心中逆冷痛，弦時心急又心懸。
沉緊者，水來乘火。此一法正爲反候。《銅人·足少陰經》[1]内具載之。腎來乘火，故心懸如飢也。

肝藏歌 計三首

肝藏應春陽，連枝膽共房。
肝屬木而應春。房者，宿也。膽爲寅，主勇斷；肝爲卯，主虛驚。

色青形象木，位列在東方。
木色青，内同于肝，開竅于目，位主于春。

含血榮于目，牽筋運爪將。
《内經》曰：目得血而能視，足得血而能步，掌得血而能握，指得血而能捻。是血盛，故能將運物也。

---

1 《銅人·足少陰經》：指《銅人腧穴鍼灸圖經》卷上之"足少陰腎經"。此節是動病有"心如懸若飢"之症。

逆時生恚怒，順候脉弦長。

《素問》云：逆春氣則少陽不發，故蘊結而生恚怒。移時而發，從春氣，則肝脉條舒也。

泣下爲之液，聲呼是本鄉。

腎主液，入肝爲泣。水通之于目，故爲之泣。肺主聲，入肝爲呼。肝好怒，木之性也。

味酸宜所納，麻穀應隨糧。

脾主味，入肝爲酸。肝好之，故言"宜所納"。麻穀者，小豆是也。

實夢山林樹，虛看細草芒。

甲剛爲木，故實夢山林；乙柔爲草，故虛看細草芒。

積因肥氣得，杯覆脅隅傍。

《難經》載之[1]。

翠羽身將吉，顏同枯草殃。

青而紅，子助也。肝主色青，入心爲赤，是木生火，故曰吉；枯草之色青而白，是金來剋木，爲鬼賊，風燥是也。

四斤餘四兩，七葉兩分行。

肝重四斤四兩，左三葉，右四葉，主藏魂。

又　歌　曰

三部俱弦肝有餘，目中疼痛苦痃虛。怒氣滿胸常欲叫，翳矇童子淚如珠。

《經》曰：肝病善潔，面青善怒，脉益實而滑，如循長竿，曰病。

---

1 《難經》載之：指《難經·五十六難》所載"肥氣"，爲脅下痞塊，狀如覆杯，爲五積之一。

又　歌　曰

肝軟并弦本没邪
厭厭聶聶，如循榆莢，曰平。

緊因筋急有些些。細看浮大更兼實，赤痛昏昏似物遮。
肝脉弦洪，風衝于目，故赤痛而昏。

溢關過寸口相應，目眩頭重與筋疼。
寸口脉弦而緊，主頭痛。仲景云：寸脉弦細，頭痛是也。

芤時眼暗或吐血，四肢癱緩不能行。
浮虛爲芤，本爲肺金傷肝血。血少不能養筋，故令筋緩不能自收持。

澀則緣虛血散之，肋脹脅滿自應知。
澀爲肺脉[1]，金來傷木。

滑因肝熱連頭目，緊實弦沉痃癖基。
浮滑，肝火受邪。沉緊，自爲痃癖。

微弱浮散氣作難，目暗生花不耐看。
肝虛無力，視物不明，謂之微傷。

盛浮筋弱身無力，遇此還須四體癱。
肺金傷其肝木，肝弦、肺浮。不弦，知無木也。

1　肺脉：原作“脉脉”。據《纂圖方論脉訣集成》所引改。

卷 之 三

腎藏歌 計三首

腎藏對分之，膀胱共合宜。

腎與膀胱，皆曰水也。表裏相合，津液流通，陰陽自得其常。又曰：味化精，精生氣，氣和形長，腎與膀胱，乃曰陰成形耳。

雲歧云：夫腎藏者，當分左右。左爲腎，右爲命門。左右兩藏相對，須分水火之氣，故曰"對分之"。

王冬身屬水，位北定無欺。

腎屬水，而王[1]于冬。"位北定無欺"，腎藏精與志，分定而五化盡安，北辰萬象拱之。人之精完，五藏拱之爲平，二經之根本也。

兩耳通爲竅，三焦附在斯。

《難經》曰：腎氣通于耳，耳和則知五音矣。"三焦附在斯"，《金匱真言》：南方赤色，入通于心，開竅于耳，故腎與三焦皆通于耳。

雲歧云：兩耳者，腎之候；三焦者，手少陽之經也，出于耳中。耳虛者，能聞五音。耳乃腎户，此三焦附耳之用。

味鹹歸藿豆

腎象水而味鹹。藿[2]者，藿菜，常言落籬也；豆者，黑豆也。外則味鹹，內則應骨。

精志自相隨

精完則志備，志備則精完，故曰相隨。

沉滑當時本

沉爲藏，滑爲府。寒爲時，當冬之時，診之沉滑，是爲本也。

---

1 王：通"旺"。

2 藿：古爲五菜（韭、薤、葵、葱、藿）之一，一般指豆葉。《本草綱目·山韭》條李時珍曰："藿，腎之菜也，腎病宜食之……他書'藿'字多訛作'藿'字，藿乃豆葉也。"故疑此"藿"亦誤。此下釋"藿"爲"藿菜（落籬）"，不明所指。

浮攤厄在脾

《經》曰：腎脉上大下銳，如鵲之喙，曰平。反見脾脉，浮緩而大，來遲而長，土勝水也。

雲歧云：腎王冬，其脉沉而滑，今反浮而緩，是土來乘水，故在脾。《難經》曰：腎脉緩甚，脾邪干腎也。

色同烏羽吉

腎之色同烏羽者，黑而青。黑者腎，青者肝，是水生木，爲間藏者生，乃循經得度之道也。

形似炭煤危

炭煤者，黑而黃。黑者水也，黃者土也，土來剋水，乃七傳，死同。

冷積[1] 多成唾

腎主液，自入爲唾。腎之積寒多唾，故知水溢于上也。

焦煩水易虧

腎水不及，火來乘之。燥熱名曰焦煩。張仲景曰：陽明燥金，身熱、目疼、鼻乾，不得臥，故知無水也。

奔豚臍下積，究竟骨將痿。實夢腰難解，虛行溺水湄。

女子二七經脉行，太衝脉盛，月事以時下，故有子。虛則夢溺水湄，化竭而見本也。腰難解者，滯而不通也。

一斤餘一兩，脅下對相垂。

內腎與外腎相通，內腎曰水，外腎曰木，是子母也。

---

1 積：原作"即"。釋文云"腎之積寒多唾"。又《脉訣刊誤》作"積"，義長，據改。

又 歌 曰

三部俱遲腎藏寒，皮膚燥澀髮毛乾。忽夢鬼神將入水，覺來情思即無歡。

燥寒合德。《經》曰：腎苦[1]燥，急食辛以潤之。開腠理、致津液、通氣，辛主潤也。然腠理開，津液通，則肺氣下流。

《經》曰：寒燥、辛熱，乃曰桂、附。燥熱、辛寒，乃曰消與石膏，故曰通氣也。

又 歌 曰

腎散腰間氣，尿多澀滑并。其中有聚散，聚散且無憑[2]。

腎以堅滑，故不能守。聚散者，或澀或滑；無憑，失平常之候。《內經》曰：當潔淨府法治之，白丁香、楮實子、茯苓、澤瀉。甘藥皆能治聚散，乃潔淨府者也。輕粉、粉霜、硇砂亦能潔淨府，去膀胱中垢膩。既毒損齒，宜少用之。

實滑小便澀，淋痛澀驊驊。

脉實而滑，水不及，火勝之，故小便赤澀而淋痛。**八正散**主之。驊驊者，赤之色過也。

脉澀精頻漏，恍惚夢魂多。

仲景曰：脉澀者，浮虛而扎，男子以亡血失精，婦人半産漏下。恍惚夢魂多者，男子失精，婦人亡血所致也。

小腸疝氣逐，夢里涉江河。

膀胱主疝氣，不足則夢涉水。

1　苦：原作"若"，據《素問·藏氣法時論》改。

2　其中有聚散，聚散且無憑：《脉訣刊誤》謂此句爲非，當以"軟爲膝脛痛，陰汗豈無憑"爲正，與《通真子補注王叔和脉訣》同。此所據《脉訣》傳本不同也。

實大膀胱熱，小便難不通。

尺脉實大者，此陽乘陰也。實大而浮，當下之。涼藥過大便，因而帶過小便。脉浮，因過大便，小便亦過。沉則只利小便，沉爲伏水也。脉實大而浮，當下之；脉實而沉，當利之也。

滑弦腰脚痛，沉緊痛還同。

皆是水部見肝脉，閉痛同原。

單勻無病懲

尺寸俱等，故知無病。

浮緊耳應聾

腎脉當沉，今反浮緊，知邪氣在外閉，故耳無聞也。其脉三部，越在肌肉之上。歌曰："一十二日應須減，耳聾饒腫不聞聲。"邪氣從中欲出。《經》曰：一傳肝，二傳膽，三傳脾，四傳胃，五傳腎，六傳膀胱，七傳心，八傳小腸，九傳肺，十傳大腸，十一傳命門，十二傳三焦。故曰：順傳者死也。

肺藏歌　計三首

肺藏最居先

注百刻之晝夜，詮[1]五藏之善惡，察六府之安危，體在上，用在寅，故曰居先。

雲歧云：手太陰肺經司衛氣，最在上，乃五藏之華蓋，外應皮毛，故云先也。

大腸通道宣

肺主氣，大腸行氣宣通而五藏安。氣者血之先。又曰氣行則血行，氣止則血止。大腸共肺宣通血氣，經營五藏六府也。

---

1 詮：原作"佺"，據《纂圖方論脉訣集成》所引改。

兑爲八卦地，金屬五行牽。

兑爲七宮屬金。《經》曰：其眚也，兑爲少女。眚者，傷也。少女多勞，病則寒熱而嗽。"金屬五行牽"，牽，引也。引者，金象，肺主皮毛。《經》曰：形寒飲冷則傷肺。

皮與毛通應，魂將魄共連。

木受氣于申，肺受氣于寅。《經》曰：木金關鬲，左右相乘。

《活人·序》曰[1]：推移八卦，顛倒陰陽，故東金、西木、南水、北火也。

鼻聞香臭辨，壅塞氣相煎。

《內經》曰：西方白色，入通于肺，開竅于鼻。心榮氣衛，外感寒邪，鼻爲不利。《經》曰：肺氣通于鼻，鼻和則知香臭矣。"壅塞氣相煎"，寒鬱皮毛，故鼻塞而氣壅。煎者，迫也，氣上迫于肺。

語過多成嗽

肺主氣，語多則氣傷，氣傷則發嗽也。

瘡浮酒灌穿

酒過則傷肺，酒苦熱而能通心，心氣盛而損肺。《內經》曰：諸痛癢瘡瘍，皆屬心火。瘡浮于面，因色澤而神盛，吉也；色不澤而命夭也。因酒得之。

豬膏凝者吉，枯骨命難全。

白如美玉，潤似豬膏，色澤而神盛，吉也。形如朽木，狀如枯骨，色不澤而神去，凶也。"命難全"者，由見如此形色也。

雲歧云：肺病色白而光澤。白者金也，光澤者，水也。是金能生水，故云吉也。枯骨之色，白而不澤。白是金也。不澤者，內失其水，以火就燥也。火來剋金，故云命難全也。

---

1 《活人·序》曰：指宋·朱肱《南陽活人書》大觀五年張蕆序。序有"顛倒陰陽，推移八卦，積功累行，以就丹灶者之所作乎"之句。

本積息賁患，乘春右脅邊。

肺之積名曰息賁，春甲乙日得之。

順時浮澀短

肺之本脉秋毛也。

反則大洪弦

大、洪、弦，風火勝金。弦者，木挾火侮金。

實夢兵戈競，虛行涉水田。

金盛主殺，故[1]弱行衰墓地，北方子丑者，水田也。田野是肺之衰墓之地，故夢或涉水田耳。

三斤三兩重，六葉散分懸。

肺之形似人兩肩，二布葉，更有數小葉，主藏魄也。《經》曰：肺其爲相傳之官，治節出焉。

又　歌　曰

三部俱浮肺藏風，鼻中多水唾稠濃。壯熱惡寒皮肉痛，顙乾雙淚目酸疼。

脉浮是火乘于肺，肺熱則鼻中多水，風邪乘之，唾稠粘，知肺不清利，治以辛涼。壯熱惡寒、皮肉痛，手足陽明合併經同，故自病。此證不可發汗、利小便，但以清上之藥治之而愈。

又　歌　曰

肺脉浮兼實，咽門燥又傷。大便難且澀，鼻内乏馨香。

此爲陽結，口燥咽乾，能食而不大便，故鼻無聞也。

1　金盛主殺故：此 5 字原在"兵戈競"之下，據《纂圖方論脉訣集成》所引調整。

實大相兼滑，毛焦涕唾粘。更知[1]咽有燥，秋盛夏宜砭。

《素問》云：金六月冠帶，六月者，未位也。迎而奪之，抑其盛氣，取其化原。五行之氣，皆可迎而奪之，機由此也。

沉緊相兼滑，仍聞咳嗽聲。

肺脉沉緊，故痰而嗽；滑而有力，嗽不絕也。

微浮兼有散，肺脉本家形。

肺病得此脉，不治而愈。

溢出胸中滿，氣泄大腸鳴。

《經》云：大腸泄者，腸鳴切痛，食以窘迫。溢者，陰務于上，故爲不能食而滿痛。

弦冷腸中結

脉沉弦，不能食而不大便，故爲陰冷結也。忌寒涼藥。溫之，其氣自通。

芤暴痛無成

脉浮虛，邪氣去出外，故知內不痛。

沉細仍兼滑，因知是骨蒸。皮毛皆總澀，寒熱兩相并[2]。

病多寒熱者，爲難治。服熱藥則消肌肉，服涼藥則退飲食。故知肺病久則爲勞，多寒熱而難治也。

1　知：原作“和”，不通，據《通真子補注王叔和脉訣》改。
2　并：《通真子補注王叔和脉訣》作“承”，《脉訣刊誤》同。

卷 之 四

脾藏歌 計三首

脾藏象中坤

脾，己土，屬坤，與胃相合，戊火、己土，濕之與熱相薰蒸，能化五穀成精血，分助五藏也。

安和對胃門

脾氣和則胃行之、脾化之。以胃爲五藏之内户，六府之樞機。胃和是表，脾和是里。安和則穀入于胃，脉道乃行。水入于經，其血乃成。脾主裹血，胃主行氣，血氣爲天地。

《内經》曰：六戊爲天門，六己爲地户。天地相合，化成萬物也。

王時隨四季，自與土爲根。

四季者，辰戌丑未。《内經》曰：脾主四末，分助四藏，氣助天休。休者，和也。德流四正，五化齊修。

磨穀能消食，榮身性本溫。

脾與胃通于變化，消磨穀食，獨灌于四藏也。"榮身性本溫"者，熱則傷胃，寒則傷脾，不寒不熱，以榮于身。

應唇通口氣

脾氣通于口，口中和則知穀味矣。

連肉潤肌臀

臀者，亦大肉也。大臀肉去而脾死。《經》曰：大肉陷則死。脾主肌肉，故知脾絕死也。

形扁才三五，膏凝散半斤。

《經》云：脾扁，廣三寸，長五寸，有散膏半斤，主裹血也。

順時脉緩慢

《入式歌》云：“阿阿緩若春楊柳”是也。

失則氣連吞

脾藏失則包吞于物。《素問》曰：脾爲吞，象土，包容于物，歸于内，翕如皆受，故爲吞也。脾弱則氣不接續，故頻頻之也。

實夢歌歡樂

實則夢與[1]，中和則喜。

虛爭飲食分

虛則夢取，不和則怒。

濕多成五泄，腸走若雷奔。

脾之一藏，獨主五泄。五泄之法，《難經》載之。《經》曰：濕勝則濡泄。又曰：虛寒相薄，而爲腸鳴。

痞氣冬爲積，皮黃四體昏。

脾之積，名曰痞氣，以冬壬癸日得之。

二斤十四兩，三斗五升存。

胸中水穀常存留，穀二斗，水一斗五升，水穀盡而死。

又　歌　曰

三部俱緩脾家熱，口臭胃翻長嘔逆，齒腫齗宣注氣纏，寒熱時時少心力。

胃熱則牙齒宣爛。“注氣纏”，熱在肌肉，消布不出。“寒熱時時少心力”，

1　與：下文“虛則夢取”，則此“與”當作“予”。

《經》曰：傷氣也。又曰：不能榮母。

又 歌 曰

脾脉實幷[1]浮，消中脾胃虛[2]。口乾饒飲水，多食亦肌虛。

《內經》曰：二陽結謂之消中，手足陽明結爲反胃，大腸俱熱結也。腸胃藏熱，則喜消水穀也。

單滑脾家熱，口氣[3]氣多粗。

胃熱氣粗，脾胃相連也。

澀則[4]非多食，食不作肌膚。

澀脉[5]而實，熱也，非多也。食無熱而不消穀也。

微浮傷客熱，來去乍微疏。

熱雖發而不能久，不時而動，過則如故。故"來去乍微疏"，知無大熱，但其安[6]胃，胃安則自痊矣。

有緊脾家痛，仍兼筋急拘。欲吐即不[7]吐，冲冲未得蘇。

"有緊脾家痛"，脾氣乘肝[8]也。仲景云：腹滿時痛繫太陰也。"仍兼筋急拘"者，少陽也。"欲吐即不吐"，則知急拘者章門，爲脾之募[9]也。

---

1 幷：《通真子補注王叔和脉訣》同。《脉訣刊誤》作"兼"。
2 虛：《通真子補注王叔和脉訣》同。《脉訣刊誤》作"虧"。
3 氣：《通真子補注王叔和脉訣》作"臭"，皆可通。
4 則：原作"而"。然本書卷九引作"則"，《脉訣刊誤》亦同，因改。
5 澀脉：《纂圖方論脉訣集成》此前有："潔古曰：本作澀而非多食"一句。
6 安：原脫，據《纂圖方論脉訣集成》所引補。
7 即不：《脉訣刊誤》作"不得"。
8 肝：原誤作"脾"，據《纂圖方論脉訣集成》所引改。
9 募：原誤作"墓"，據《纂圖方論脉訣集成》所引改。

若弦肝氣盛，妨食被機[1]謀。

肝來乘脾，故知妨食，肝主謀慮。

大實心中痛，如邪勿帶符。

仲景云：實而痛者，桂枝加**芍藥湯**；痛甚者，桂枝加**大黃湯**。非有邪也，總病之所作耳。

溢關涎出口，風中見羈孤。

脾中風邪，涎出而不止。脾者，孤藏也。羈者，絆也，傷也。脾中風之所作耳。脾受肝之風邪，使孤藏不能消化飲食，故云"羈孤"也。

左右手診脉歌

左右順候四時脉，四十五動爲一息。指下弦急洪緊時，便是有風兼熱極。

《經》云：熱即生風是也。

忽然匿匿慢沉細，冷疾纏身兼患氣。

《經》云：冷生氣是也。

賊脉頻來問五行，屋漏雀啄終不治。

如此有失天常之理，左右三部、十二經動脉止多少。五十常數中，有動止，有吉凶。總心脉爲假令，四十五動爲一息。《經》云：三部者，寸關尺；九候者，浮中沉。言半指之前、半指之後，中是胃，各一十五動，計四十五動爲一息。浮爲衛，沉爲榮，中有胃者，以養五藏神也。舉按不及四十五者，遲冷也；過四十五者，數熱也。言五十動者，除四十五動外，五動通言衛氣也。六部、七表之説，有動止，謂之促；從八里之説謂之結。以傷寒表里言之，結伏、浮結是

---

1 機：原作"譏"。《通真子補注王叔和脉訣》《脉訣刊誤》均作"機"。釋文云"肝主謀慮"，故"機"字義長，因改。

積聚。依《難經》言之，從無病之説[1]。代脉者，是滴漏、雀啄，連而有止也。

六部脉數通論　雲歧子述

左右手各列五藏六府之位。或有至數多而言寒，或有至數少而言熱，各隨部分，推其傳變逆順，是知不拘數則爲熱、遲則爲寒。夫脉乃五行之數，各有生成之用，相剋之數。木得金而伐，火得水而滅，金得火而缺，土得木而虧，水得土而絶。五藏應五行，各有相生相勝之理。得相生者愈、相勝者死。此論若不通，五藏交變相傳及虛實逆順，無由入此理趣也。

左手寸口心部脉歌

左手頭指火之子，四十五動無他事。

左手寸脉，心，君火也。以君之尊重，不屬五行之令。行火之令者，相火也。君主無爲，相火代君行令，故云"火之子"。

《內經》曰：君火以言，相火以位。言四十五動取候之法也。

三十一動忽然沉，頓飯忽來還復此。春中候得夏須憂，夏若得之秋絶體。秋脉如斯又准前，冬若候之春必死。

本藏十動，火生土十動，土生金十動。餘一動者，水之生數也。水能剋火，害于本藏之氣。故云春得夏憂，夏得秋絶，秋得冬死。四時之中，皆一時之數應于一也。

左手中指肝部脉歌

左手中指木相連，脉候還須來一息。二十六動沉卻來，肝藏有風兼熱極。

本藏十動，木生火十動。餘六動者，水之成數也。水、木、火三氣相生，火

1　無病之説：參下文卷八"診暴病歌"之注釋，云"外無瘤疾，內無積聚；又不病傷寒，無表裏證。脉有動止，名曰代。代者，真死脉也"。可知此"無病"是指無疾病表現。在此情況下出現的代脉爲真死脉。

木氣全,仍不及也。木再得六,是水相生,故知不死,乃風熱之極也。

三十九動[1]澀匿匿,本藏及筋終絶塞。

本藏十動,木生火十動,火生土十動。餘九動,金之成數。金能剋木,故云藏與筋相絶塞,是死脉也。

一十九動便沉沉,肝絶未曾人救得。

本藏十動,餘九動金也。不依次第而至,木不及也,故云"絶"。

左手尺中腎部[2]脉歌

左手腎脉指第三,四十五動無疾咎。指下急急動弦時,便是熱風之脉候。忽然來往慢慢極,腎藏敗時須且救。此病多從冷變來,療之開破千金口。二十五動[3]沉卽來,腎絶醫人無好手。努力黄泉在眼前,縱在也應終不久。

本藏十動,水生木十動。餘五動,土也。土剋水,故云腎絶。二十四動者誤矣。四者金,金生水,何由腎絶也?

右手寸口肺部[4]脉歌

右手頭指肺相連,四十五動無憂慮。極急明知是中風,更看二十餘七度。忽然指下來往慢,肺冷莫言無大故。一朝肺絶脉沉沉,染病臥床思此語。十二動而又不來,咳嗽唾膿兼難補。髮直如麻只片時,扁鵲也應難救護。

二十七度者,本藏十動,金生水十動。餘七動,火也。此三者皆相勝。又

1　三十九動:《王叔和脉訣》原作"二十九動"。潔古改作此,且云"本作三十九動"(見《纂圖方論脉訣集成》所引,今本未見)。

2　部:原脱,據上下文體例補。

3　二十五動:《王叔和脉訣》原作"二十四動"。潔古改作此,且云"本作二十五動"(見《纂圖方論脉訣集成》所引,今本未見),注文中又云"二十四動誤矣"。

4　部:原脱,據上下文體例改。

言"一十二動又不來"者，本藏十動，餘二動，火之生數也。火能尅金，故云片時死也。

右手中指脾部脉歌

右手第二指連脾，四十五動無諸疑。急動名爲脾熱極，食不能消定若斯。欲知疾患多爲冷，指下尋之慢極遲。吐逆不定經旬日，胃氣衝心得幾時。

脾乃四時之本也，無餘動脉。急則爲逆，緩則爲順也。

右手尺中命門脉歌

右手命脉三指下，四十五動不須怕。一十九動默然沉，百死無生命絕也。指下急急動如弦，腎藏有風猶莫治。七動沉沉更不來，努力今朝應是死。

一十九動者，本藏十動。餘九動，金也。金能尅木，絕君火之源，相火無由生矣，故云"百死無生"也。

潔古老人注王叔和脉訣

卷 之 五

七表脉交變略例論[1]　雲歧子述

七表脉者,是客邪來傷主,乃陰乘陽也。其證若身熱惡寒,是外陽而内陰見也。七表脉但熱而不惡寒者,是内外皆陽也。

七表證自汗惡風,卻得八里脉者,當用麻黄桂枝各半湯。如八里證自汗惡風,得七表脉,亦用桂枝麻黄各半湯。有汗不惡風者,黄耆白术黄芩湯。無汗不惡寒者,葱豉湯。

脉如浮滑而長,爲三陽,禁不可發汗。《經》曰:陽盛陰虚,汗出而死也。仲景曰:脉浮當汗。三陽當汗者,謂陽中有陰。夫表者,是陽分也,脉浮亦陽分也。浮脉客陰也,故當發汗。且陽中有陰者,陽乃榮衛之分,客陰自外而入居之,故宜耗出而發去之。《經》曰:在上者,因而越之。此説非謂陽中有形迹之陰,是陽中客邪之陰居其表也。夫三陽之表,是三陽標也。無形經絡受客陰,乃表之表也,爲陽中陽分也,宜發去客陰之邪。故前説陽中有陰當汗,若是三陽之里,是三陽本也。主有形受邪,膀胱與胃是也。既受在有形之處,唯宜利小便、下大便則愈。此乃陽中之陰也。此説言主,前説言客。若不窮主客、邪正之理,必傷人命。三陰當下者,夫三陰者,藏也。外有所主,内無所受。所主者皮毛、血脉、肌肉、筋骨爾。無所受者,無所受盛也。在三陰經絡中,有邪者,是爲無形,乃陰中之陽,可汗而已。是經絡無形,受客邪,當發汗去之。爲三陰標之病也。三陰本者,藏也。盛則終歸于胃,是有形病也,當自各經絡中,藥入胃,下去之,此乃三陰當下也。是爲陰中之陰,可下而愈。此爲主之陰,非是客邪之陰也。夫客主共論,陰中有陽,當下去之者,陰中者,主也;有陽者,客邪也。言陰經中受陽邪染于有形物中,不得出者,可下。略説。

八里,乃陽乘陰也,其證身涼,四肢厥,惡熱,是外陰而内陽也。但寒不熱不渴者,是内外皆陰也。仲景云:厥深熱亦深,厥微熱亦微。口傷爛赤,因發汗得之。

夫七表八里、發汗吐下,治傷寒必當子細論之。七表八里,互相交變,乃

---

1 七表脉交變略例論:此節至卷八"上氣浮腫肩息頻,浮滑之脉即相成"一句,元·杜思敬節取作爲其《濟生拔粹》卷四,名爲《雲歧子七表八里九道脉訣論并治法》,簡稱《雲歧子七表八里九道脉訣》。

壞證來理。脈中一説，六脈交變。浮、滑、長，爲三陽，乃陽中有陰；沉、澀、短，爲三陰，乃陰中有陽。當審察表里，分其內外，以辨虛實。治從標本，萬舉萬當。

夫標本者，太陽有標本之化，少陰亦然。太陽標熱而本寒，從此生七表；少陰標寒而本熱，從此生八里。太陰標本皆陰，少陽標本皆陽，惟陽明與厥陰不從標本，從乎中也。此舉六氣之標本也。

叔和所載者，是七表、八里、九道脈，計二十四道脈之標本也。有皆從標、從本、從乎中。假令太陽、少陰各有標本之化，太陽脈浮，少陰脈沉，此乃浮沉交。《內經》曰：若從標本論之，是爲長短交。長以發汗，短以下；長曰陽明，短曰太陰；長者陽明，當解表、利小便；短者太陰，當下。上鬱則奪之下，令無壅礙。故長脈發之，短脈下之者，是滑與澀交。滑居寸而熱，澀居尺而寒；滑居尺而熱，澀居寸而寒。澀脈居尺寸，皆損氣血；滑居尺寸，皆助陰陽。《內經》曰：脈滑曰生，脈澀曰死。此是三陰三陽、變化表里。略舉數端，隨脈條下，盡窮其理。有不盡者，于各部脈説內詳之。

論七表脈法[1]

一浮　二芤　三滑　四實　五弦　六緊　七洪

雲歧云：七表脈者，浮、芤、滑、實、弦、緊、洪是也。乃左手三部寸、關、尺受之。此七表脈者，非謂主位之脈，皆客邪之脈也，客隨主變也。

寸浮則中風。

寸芤則胸中積血。

寸滑則嘔逆。

寸實則胸中熱。

寸弦則胸中急痛。

寸緊則頭項急。

寸洪則熱甚于胸中。

凡此七變，或虛或實，或補或瀉，皆治在上焦。此寸脈主上部，法天，主膈

1　法：原脱，據目錄及正文體例補。

已上至頭之有疾。已上乃上部七表也。

關浮則腹脹滿。

關芤則腸中積血。

關滑則胃寒不下食。

關實則胃中切痛。

關弦則胃寒不能食。

關緊則腹中鬱結。

關洪則反胃吐食。

凡此七變，或虛或實，或補或瀉，皆治在中焦。此關脉主中部，法人，主胸已下至臍之有疾。已上乃中部七表也。

尺浮則大便乾澀。

尺芤則小便有血。

尺滑則下焦停寒。

尺實則小腹脹，小便不禁。

尺弦則下焦停水。

尺緊則臍腹痛。

尺洪則陰絕。

凡此七變，或虛或實，或補或瀉，皆治在下焦，此尺脉主下部，法地，主臍已下至足之有疾。已上乃下部七表也。

左手七表證，寸關尺三部各七證，三七二十一法也，皆客邪隨主變也。何爲主脉？寸脉浮，關脉弦，尺脉沉，此三者是本位主脉也。何爲客脉？前説“浮芤滑實弦緊洪”是也。凡言七表者，有表，壯熱惡寒，乃表之表也，當發汗；壯熱而不惡寒者，乃表之里也。壯熱而惡寒爲有表也，熱而不惡寒者無表也。如無表里證，以**大柴胡湯**下之。

一浮者陽也，指下尋之不足，舉之有餘；再再尋之，狀如太過，曰浮。主咳嗽氣促，冷汗自出，背膊勞強[1]，夜臥不安。

按之不足，舉之有餘者，陰不足，陽太過。寒則傷形，熱則傷氣，故熱則傷

---

1 強：《脉訣刊誤》及《纂圖方論脉訣集成》均作“倦”。

肺，主咳嗽氣促，使肺無守護，冷汗自出。治之宜**小柴胡湯**主之。

柴胡　黃芩去腐　五味子　製半夏各一兩　白芍藥　人參　桑白皮各半兩

右㕮咀，每服半兩，水二盞，生薑七片，煎至七分，去滓溫服，食後。

歌　曰

按之不足舉之餘，再再尋之指下浮。藏中積冷榮中熱，欲得生精要補虛。

藏中積冷，按之不足；榮中有熱，舉之有餘。陰不足、陽有餘也。治之宜**地骨皮散**。

人參　地骨皮　柴胡　黃耆　生地黃各一兩半　白茯苓半兩　知母一兩　石膏二兩

右㕮咀，每服半兩，水二盞，生薑七片，煎至七分，去滓，細細溫服，連夜頓服。生精補虛者，**地黃圓**。

又　歌　曰

寸浮中風頭熱痛

主脉浮，加客脉又浮，客主同宮，主太陽中風，頭痛有汗，脉浮緩，**桂枝湯**。無汗脉浮緊，**麻黃湯**。風在上焦，如太陽頭痛汗出，轉陽明頭痛，**白虎湯**；少陽頭痛，**小柴胡湯**；太陽頭痛，**羌活湯**。

關浮腹脹胃虛空

潔古云：三尺之童，皆知用大黃、甘遂，而不知脉浮不可下也。

雲歧云：主脉弦，又加客邪脉浮，風寒熱相合，致胃中虛空。何謂胃虛？夫浮脉者，風邪也；弦者，肝脉也。以木能剋土，致胃中虛空，**理中圓**主之。風在中焦，子能令母實而變爲寒也。東垣去乾薑，加厚朴、陳皮，是爲**調中湯**。

製厚朴　陳皮去白　製半夏各一兩　白术一兩半　人參五錢　甘草炙，三錢

右㕮咀，每服半兩，水一盞，生薑七片，煎至七分，去滓溫服，食前。

尺部見之風入肺，大腸乾澀故難通。

尺部腎脉主沉，反見浮脉，爲風火所乘，肺氣虛而不能生水。浮脉行于水中，知水反不勝火。浮主諸風之脉，火部見之，是陰虛陽盛之意也。風入肺者，何也？是金水之虛。水旣衰弱，金無所恃，是木火之實火，助木而生風。腎氣虛，故風入肺。肺燥，使津液內竭，故大腸乾澀而燥。《內經》曰：侮所勝已，乘所勝也。火侮其水而勝其金，薄其子而囚其母，治之以**七聖圓**，風在下焦。

檳榔　木香　羌活　川芎　桂各半兩　大黃　郁李仁各一兩

右爲細末，蜜圓如桐子大，每服三十圓，漸加之，微利爲度。生薑湯下，食後服之。

二芤者陽也，指下尋之，兩頭卽有，中間全無，曰芤。主淋瀝，氣入小腸。

潔古云：弦浮無力，按之中央空、兩邊有，曰芤。芤主失血。手足太陽皆血多氣少，故主病淋瀝，氣入小腸。脫血病者，皆從太陽之說。在寸口則吐血，在下則瀉血，在中者緩之。

芤脉在上，加減**梔子湯**。

梔子二四个，碎　香豉半兩

先以水二盞，煮梔子至七分，入豉煮三五沸，去滓溫服，得吐止。

芤脉在下，治之宜**豬苓湯**。

豬苓　滑石　澤瀉　阿膠炒，各等分

右㕮咀，每服水二盞，先用前四味煎至一盞，去滓後入阿膠化開，食前溫服。

芤脉在中，治之法宜**瀉黃散**。

藿香葉　山梔子仁　甘草各半兩　防風三兩　石膏一兩

右㕮咀，水二盞，煎半兩，細細服，無時。

歌　曰

指下尋之中且虛，邪風透入小腸居。患時淋瀝兼疼痛，大作湯圓必自除。

雲歧子云：芤主血凝而不流。凡人之十二經絡以應溝渠，是榮衛血氣不散，不能盈滿經絡，故見芤脉。主淋瀝，小便膿及血，當大作湯圓也。**四物湯、**

地黃圓補之；**桃仁承氣湯**瀉之。一云**大柴胡湯**，如秘，加大黃。

又　歌　曰

寸芤積血在胸中

主脉浮，客脉芤。浮芤相合，血積胸中，熱之甚也。治之以**犀角地黃湯**，血在上焦。

生地黃二兩　黃芩一兩半　黃連一兩　大黃半兩

右咬咀，水三盞，秤一兩，煎至二盞，去滓，食後服之。

關內逢芤腸里癰

主脉弦，客脉芤。弦芤相合，積血于腸中。是肺先受邪，傳入大腸，當用**桃仁承氣湯**主之，血在中焦。

又云：芤脉在中，或吐血生癰，治以**抵當圓**。方見下或地黃丸。

大黃　水蛭炒製，各半兩　虻蟲三錢

右爲細末，煉蜜圓如桐子大，每服二十圓，食後溫水下，以利爲度。未利，加數服之。

尺部見之虛在腎，小便遺瀝血凝膿。

主脉沉，客脉芤。沉芤相合，積血在下。**抵當圓**、**抵當湯**主之。血在下焦，或以加減**桃仁承氣湯**。

桃仁半兩　大黃一兩　甘草二錢半　桂三錢

右咬咀，每服半兩，水二盞，生姜七片，煎至一半，去滓，入芒硝三錢化開，食後服。以利爲度，未利再服。

又云：上焦有血，先便後血；下焦有血，先血後便；中焦有血，便血齊作。用藥上焦食後，下焦食前，中焦徐下，食遠兩飯間也。

三滑者陽也，指下尋之，三關如珠動，按之卽伏，不進不退，曰滑。主四肢困弊，脚手酸痛，小便赤澀。

仲景曰：衛氣前通，小便赤澀；腰中生氣，熱中膀胱。又云：小便赤澀，大便難，是爲實熱，加減**大柴胡湯**。

　　柴胡　赤芍藥各一兩　枳實　大黃　黃芩各半兩　甘草三錢

　　右㕮咀，每服半兩，水二盞，生姜七片，煎至一盞，去滓溫服，臨臥。以利爲度，未利再服。

歌　曰

滑脉如珠動曰陽，腰中生氣透前腸。脛酸只爲生寒熱，大瀉三焦必得康。

　　雲歧云：夫小便赤澀，腰中生氣，是命門所生。其脉流利，數而疾，**大承氣湯**主之。

　　潔古云："腰中生氣"者，命門也。"透前腸"者，膀胱經也。命門、三焦陷于前腸，故小便不通，大便秘澀，熱多寒少，故宜瀉以辛寒，**大承氣湯**主之。

　　厚朴製，一兩　枳實麩炒　大黃各半兩　芒硝三錢

　　右㕮咀，每用水一碗，生薑十片，先煎厚朴、枳實至一盞半，再入大黃，煎至一盞。去滓，入芒消化開。午食後服[1]。未利，次日晚食後服之。

又　歌　曰

滑脉居寸多嘔逆

　　雲歧云：主脉浮，客脉滑。浮滑相合，而爲嘔逆。**生薑半夏湯**主之。有往來寒熱者，**小柴胡湯**主之，寒在上焦。

　　潔古云：《經》曰：氣高者，因而越之。下者，引而竭之。中滿者，徐下之于內。治之以**梔子仁湯**，緩者**半夏湯**。

　　製半夏一兩　茯苓二兩

　　右㕮咀，每服半兩，水二盞，生姜七片，煎至一半，去滓，食後服。不嘔吐者止，不止者再服。

1　服：原脱，據《纂圖方論脉訣集成》所引補。

關滑胃寒不下食

主脉弦，客脉滑。弦滑相合，引寒入胃，致不能食，春、夏**平胃散**，秋、冬**理中圓**主之。如有表者，**小柴胡**加桂湯[1]、**半夏湯**主之，寒在中焦。方見下。

柴胡　黃芩　赤芍藥各一兩　人參半兩　甘草炙，三錢　桂四錢

右㕮咀，每服半兩，水二盞，生姜七片煎，去滓溫服。

尺部見之臍似冰[2]，飲水下焦聲瀝瀝。

主脉沉，客脉滑。沉滑相合，寒結膀胱，**附子四逆湯**主之，寒在下焦。

炮薑　炮附子各半兩　白术一兩　甘草三錢　桂七錢

右㕮咀，每服半兩，水二盞，煎至一盞，去滓溫服，食前服。

四實者陽也，指下尋之不絕，舉之有餘，曰實。主伏陽在內，脾虛不食，四體勞倦。

歌　曰

實脉尋之舉有餘，伏陽蒸內致脾虛。食少只緣生胃壅，溫和湯藥乃痊除。

潔古云：脾脉本緩，反得客脉實。緩實相合，主胃中有熱，故脾氣溫，反實而不食也。食少氣不宣通，故爲胃壅，上出膿血是也。一云：氣寒則不宣通，溫即流行。伏陽者，藏熱于內，脾熱而食少。《經》云：胃中虛熱，多生癰腫，治之以**藿香半夏散**。

藿香葉　製半夏各一兩　丁香半兩

右爲粗末，每服三錢，水一盞半，生姜七片，煎至一盞，去滓，稍熱服，食前。

雲歧子云：脾受熱而反虛，故不能食。溫和湯藥乃**平胃散**是也。

---

1 湯：原脫，據《濟生拔粹》卷四《雲歧子脉訣》補。

2 冰：原字類"水"，據《濟生拔粹》卷四《雲歧子脉訣》正。

又　歌　曰

實脉關前胸熱甚

主脉浮，客脉實。浮實相合，陽氣有餘，胸中熱甚，**涼膈散**主之。實在上焦。

山梔子仁一兩　連翹　黃芩各二兩　大黃半兩　薄荷一兩半

右爲粗末，每服半兩，水二盞，同竹葉七片，煎至一盞，去滓，入蜜少許，食後服。

當關切痛中焦恁

主脉弦，客脉實。弦實相合，熱在胸中，可用**調胃承氣湯**。實在中焦。

尺部如繩應指來，腹脹小便應不禁。

主脉沉，客脉實。沉實相合，沉勝實，則是水勝火也，乃主勝客，**乾姜附子湯**主之；實勝沉，則是火燥去水，乃客勝主也，**大承氣湯**主之。此二證俱小便不禁，實在下焦。一云：**术附湯**主之，亦主勝客也。

白术一兩　附子炮，半兩　甘草炙，三錢

右㕮咀，每服半兩，水一大盞半，煎至一盞，去滓溫服，食前。

五弦者陽也，指下尋之不足，舉之有餘，狀若箏弦，時時帶數，曰弦。主勞風乏力，盜汗多生，手足酸疼，皮毛枯槁。

弦脉五藏俱傷，蓋木剋土故也。

歌　曰

弦脉爲陽狀若弦，四肢更被氣相煎。三度解勞方[1] 始退，常須固濟下丹田。

其脉如箏弦，緊而急，主四肢相煎，木旺土衰。四肢者，辰戌丑未四末也，

1　方：《脉訣刊誤》作"風"。

土位也。固濟丹田者，**八味圓**是也。又云：木多損土，久傷肌肉，漸似成勞。《左傳》曰：風淫末疾。固濟丹田爲養血，從脾言之。

又　歌　日

寸部脉緊一條弦，胸中急痛狀繩牽。

主脉浮，客脉弦。浮弦相合，胸中急痛，屬少陽，以**小柴胡湯**和之。弦在上焦。

關中有弦寒在胃

主客脉俱弦，知木氣有餘，致寒氣大實于胃中，**附子理中圓**主之。弦在中焦。

下焦停水滿丹田

主脉沉，客脉弦。沉弦相合，風寒氣有餘，下焦停水，以**术附湯**主之。弦在下焦。

六緊者陽也，指下尋之，三關通度，按之有餘，舉指甚數，狀若洪弦，曰緊。主風氣，伏陽上衝，化爲狂病。

此太陽、少陽相合，主伏陽上衝，化爲狂病。治之法，宜以**黃連瀉心湯**。

黃連　生地黃　知母各一兩　黃芩二兩　甘草半兩

右㕮咀，每服半兩，水一盞半，煎服。

歌　日

緊脉三關數又弦，上來風是正根元。忽然狂語人驚怕，不遇良醫不得痊。

潔古云：此是三陽合病。緊、數，太陽也；弦多，少陽也；狂言，陽明也。故實則譫語。

雲歧云：其脉緊洪而實，陽氣有餘之象。主熱即生風，發作狂語，可用**小承氣湯**主之。

生地黃一兩半　黃芩　山梔子仁各一兩　大黃半兩

右㕮咀，水一兩，以利爲度。

又　歌　曰

緊脉關前頭里痛

主脉浮，客脉緊。浮緊相合，諸頭痛皆屬三陽。太陽頭痛，**羌活湯**主之，必愈。入府**大承氣湯**下之。少陽頭痛，在經**小柴胡湯**主之，入府**小承氣湯**下之。陽明頭痛，在經**白虎湯**治之愈，入府**調胃承氣湯**下之。其脉弦而頭痛者，內外也，**大柴胡湯**主之。緊在上焦。

到關切痛無能動

主脉弦，客脉緊。弦緊相合，太陰受邪，脾中切痛，治之以**芍藥湯**。

赤芍藥二兩　甘草半兩　桂三錢

右㕮咀，水煎一兩，加生薑七片，煎服。如實痛，加大黃，或**大承氣湯**，當揀而用之。緊在中焦。

隱指寥寥入尺來，縋結繞臍常手捧。

主脉沉，客脉緊。沉緊相合，繞臍痛者，太陰，與**桂枝芍藥湯**。不已，是寒濕在脾腎也，**术附湯**主之。緊在下焦。

桂一兩　芍藥　甘草炙，各半兩

右㕮咀，每服一兩，入生薑、棗煎服。

七洪者陽也，指下尋之極大，舉之有餘，曰洪。主頭痛，四肢浮熱，大腸不通，燥糞結澀，口乾，遍身疼痛。

潔古云：此乃是正陽陽明，身熱，目痛鼻乾，不得臥，則知病在陽明經也。洪脉者，按之實，舉之盛。洪者，陽太過，陰不及，主頭痛，四肢熱，大便難，小便赤澀，夜臥不安。治法：陽證下之則愈。如下之，隨證虛實，有**大承**

氣湯、有**小承氣湯**、有**大柴胡湯**、**桃仁湯**，隨證用之。此證有兩議，或按之無，舉之盛，當解表，不可下。《經》言脉浮不可下，下之則死；脉沉當下，下之則愈。脉浮爲在表，脉沉爲在里。

歌　曰

洪脉根源本是陽，遇其季夏自然昌。若逢秋季及冬季，發汗通腸始得凉。

雲歧云：其脉舉按皆盛，本爲相火之象，發汗從表，通腸從里。從表宜**麻黃湯**，從里宜**大承氣湯**。麻黃方見下。

麻黃　芍藥各一兩　葛根一兩三錢　豉一百粒　葱白三莖

右叹咀，每服一兩，水二盞，生薑七片，煎至一半，去滓溫服，無時。以得汗而解，無汗再服。

又云：仲景謂身體疼痛，立夏得洪大脉，知其病瘧也。通腸七宣圓、七聖圓、大柴胡、大承氣，可選而用之。

又　歌　曰

洪脉關前熱在胸

主脉浮，客脉洪。浮洪相合，熱結于胸中，**涼膈散**加減用之，或**連翹湯**主之。

連翹二兩　柴胡　當歸　生地黃　赤芍藥各半兩　黃芩一兩　大黃三錢

右叹咀，一兩，水煎服之。洪在上焦。

到[1]關翻胃幾千重

主脉弦，客脉洪。弦洪相合，胃熱不停食而吐，以酸苦藥除之，或和之以**調中湯**。

大黃比衆藥減半　葛根　黃芩　芍藥　桔梗　茯苓　藁本　白术　甘草炙，各等分

---

1 到：《濟生拔粹》卷四《雲歧子脉訣》同。《脉訣刊誤》作"當"，皆可通。

右呚咀，水煎一兩服，不拘時候，日二三服。洪在中焦。如秋冬寒在胃中不可用，春夏可用，胃中有餘熱也。又云：熱在胸者，用涼藥不可速也。胃化火冲出其食，諸逆衝上，皆屬于熱。食不得入，俗言熱吐是也。

更向尺中還若是，小便赤澀脚酸疼。

潔古云：洪在尺中，陰不及陽也。《内[1]經》曰：至從下上，先損腎肝。故小便赤澀，骨痿筋緩。

雲歧云：主脉沉，客脉洪。沉洪相合，小便赤澀，閉塞不通，**澤瀉散**主之。

澤瀉　赤茯苓[2]各半兩　山梔子仁　桑白皮各一兩

右呚咀，水煎一兩服。得小便利爲度。不除者，腎氣下痛，可用大柴胡加大黄下之。洪在下焦。

凡此七表，雖名陽脉，有用熱藥者何？答云：陽中有陰故也。通上、中、下二十一道脉證用藥法者，七表之病，在于上、下，調之上、下，在中者和之于中。辨[3]其脉證，知其主客，用仲景之藥，無不效也。又曰：七表脉，春夏得之爲順，秋冬得之爲逆。

1　内：當作“難”。《難經·十四難》：“至脉從下上，損脉從上下也。”

2　苓：原誤作“芩”，無此藥名，此乃筆誤，因改。

3　辨：原作“辯”，《濟生拔粹》引《雲歧子脉訣》作“辨”，義長，從改。

卷 之 六

八里脉交變略例論 雲歧子述

夫八里脉者，乃右手三部寸關尺受邪者也。陽乘陰也，是微、沉、緩、澀、遲、伏、濡、弱八里脉也。

有里之表，乃三陰經絡總稱，標之名也。有里之里者，乃三陰之本，脾、腎、肝總稱之名也。

且三陰標者，爲陰中之陽。本者，爲陰中之陰也。盛則歸于胃土，乃邪染有形，故里之表是陰中之陽，當漬形以爲汗，宜發之，主宜緩。

里之里，是陰中之陰分也，當急下之。客宜急，是知諸中客邪當急。諸主自病當緩。

前説七表，乃春夏具三陽之説。八里乃秋冬具三陰，經中論反交錯生疾，得本位以常法治。中互相爲病，當推移所在，主客相合，脉證依緩急治之。假令惡寒者，里之表也。當與麻黃附子細辛湯緩發之，是漬形以爲汗也。如不惡風寒，而反欲去衣，身涼，面目赤，四肢逆，數日不大便，小便赤澀，引飲，身靜重如山，譫語昏冒，脉沉細而疾數者，是足少陰經反受火邪也。是里之里病，乃陰中之陰。陽邪也，此客邪，當速急下去之，以大承氣湯除之。

今將七表脉有下者，八里脉有汗者，七表脉有汗者，八里脉有下者，此四論，爲古今之則，于七表脉論，八里脉論內，交互説之。更有脉與證相雜之法，當取仲景內桂枝脉得麻黃證，或麻黃脉得桂枝證，遞用麻黃桂枝各半湯。

如桂枝證二停，麻黃證一停，當用桂枝二麻黃一湯法。

或麻黃證二停，桂枝脉一停，當用麻黃二桂枝一湯法。

更有麻黃脉、桂枝證，取脉爲主，脉便爲二停，證爲一停，用麻黃二桂枝一湯治之。

或桂枝脉、麻黃證，亦脉爲二停，證作一停，用桂枝二麻黃一湯治之。

大抵聖人謂脉者，司人之命，故以脉爲主，多從脉而少從證也。舉世脉證交互二法，是不合全從于脉，亦不合不從于證。如合證，當兩取之。如證在交變法中，只合從脉、不從證也。然亦不拘，亦當臨時消息。傳受遞從，元證來理，所投去處及天之時令。且七表有下者，爲內外皆陽，緩下；八里有汗者，爲內外皆陰，緩汗。七表有汗者，爲外陽而內陰，急汗；八里有下者，爲內陽而外陰，急下。故《素問》説標本之化，立四因之法，爲此一説也。表里標本之化，七表論內説之。

論八里脉法[1]

一微　二沉　三緩　四澀　五遲　六伏　七濡　八弱

雲歧子云：八里脉者，微、沉、緩、澀、遲、伏、濡、弱是也，乃右手三部寸關尺受之。此八里脉乃客邪之脉，非主位之脉。夫三部主脉者，寸澀、關緩、尺數是也，此皆主隨客變也。

寸微則陽虛。

寸沉則陰中伏陽、胸中痰。

寸緩則太陽中濕。

寸澀則衝氣虛。

寸遲則陰溢于上。

寸伏則胸中積氣。

寸濡則多自汗。

寸弱則陽氣虛微。

凡此八里，皆虛于上。或盛或衰，或補或瀉，皆治上焦，乃上部八法也。

關微則氣結于心下。

關沉則心下痛。

關緩則腰痛難伸。

關澀則血散而難停。

關遲則粥漿不入。

關伏則腸癖瞑目。

關濡則少氣精神散。

關弱則胃氣疏。

凡此八者，或虛或實，或補或瀉，皆治在中焦，乃中部八法也。

尺微則臍下有積。

尺沉則腰脚重。

尺緩則飲食不消。

尺澀則逆冷傷血。

---

1 法：原脫，據目錄及正文體例補。

尺遲則寒甚于腰腳。

尺伏則飧泄穀不施化。

尺濡則骨肉不相親。

尺弱則陰氣內絕。

凡此八者，或虛或實，或補或瀉，皆治下焦，乃下部八法也。右手寸關尺三部，八里客邪證，每一部八證，三八二十四證，通前七表，總四十五法矣。此八里脉法并治，皆主隨客變。何爲主脉？寸澀、關緩、尺數。此三者，本位主脉也。何爲客脉？上説微、沉、緩、澀、遲、伏、濡、弱，此不及，爲損脉也。

一微者陰也，指下尋之，往來極[1]微；再再尋之，若有若無，曰微。主敗血不止，面色無光。

微脉法象秋冬，在陰爲慘。陰太過、陽不及，是血不能守，水勝火也。血不止者，治之宜**香芎湯**。

香附子一兩　當歸　白芍藥各二兩　芎半兩

右爲粗末，水煎一兩，食前服。

歌　曰

指下尋之有若無，漩之敗血小腸虛。崩中日久爲白帶，漏下多時骨木枯。

此腎氣有餘，命門不足，當補命門。命門者，男子藏精，女子繫胞。崩中白帶下者，命門敗也。經水崩中，謂之骨木枯。治婦人，**伏龍肝散**主之。是爲血不能守，水勝火也。又云：血去精亡，筋骨皆損，骨空而無髓，骨不從于筋，筋骨損而形枯也。《經》曰：陰成形。養血補虛，宜**當歸芍藥湯**主之。

當歸　白芍藥　熟地黃各一兩　乾薑半兩

右㕮咀，水煎一兩，食前服。

1　來極：原殘，據《濟生拔粹》卷四《雲歧子脉訣》補。

又　歌　曰

微脉關前氣上侵

陽虛内氣上衝。《經》曰：冷生氣。主脉澀，客脉微。澀微相合，逆氣上侵。可用**膈氣散**主之。微在上焦。又云：肺氣上衝，當以**補肺散**主之，又治勞嗽。

阿膠一兩半　甘草三錢　鼠黏子[1]二錢半　馬兜鈴[2]半兩，炒　杏仁去皮尖，七个

右爲粗末，水煎半兩，食後溫服。加糯米煎更妙。又勻氣散，治不足。

當關鬱結氣排心

主脉緩，客脉微。緩微相合，太陰虛痞，**勻氣散**主之，**補肺散**亦可。微在中焦。

尺部見之臍下積，身寒飲水卽呻吟。

主脉數，客脉微。數微相合，陰盛陽虛，治之以**二氣丹**。微在下焦。又云：脉微，飲水呻吟者，陽虛也，治之以**八味丸**。呻吟者，困重形于外也。

二沉者陰也，指下尋之似有，舉之全無，緩度三關，狀如爛綿，曰沉。主氣脹兩脅，手足時冷。

虛氣冲心，悶而不痛，乃曰虛痞，建胃**理中湯**、**建中湯**主之。手足冷，治之以**八物湯**。

當歸　白术　人參　乾薑各一兩　附子炮去皮　白芍藥　桂各半兩　丁香三錢

右㕮咀，水煎一兩，不拘時候。

歌　曰

按之似有舉還無，氣滿三焦藏府虛。冷氣不調三部壅，通腸建胃始能除。

沉者陰也，壅者虛結也。言通腸者，溫也，《局方》**溫白圓**主之。健胃者，**理中湯**主之。

1　鼠黏子：原誤作"黍粘子"，與藥名原義不合，據《證類本草》"惡實"條改，卽牛蒡子。
2　鈴：原作"苓"，與藥名原義合，據《本草衍義》"馬兜鈴"條改。

又 歌 曰

寸脉沉兮胸有痰

主脉澀，客脉沉。澀沉相合，留滯胸中，變爲痰實，治以**化痰玉壺圓**，中加雄黃或**半夏圓**。

半夏一兩，湯洗，焙　雄黃三錢，研

右爲末，生薑汁糊圓如桐子大，每服三十圓至五十圓，生薑湯下，食後。沉在上焦。

當關氣短痛難堪

主脉緩，客脉沉。緩沉相合，胃中有寒即痛，可以**止痛圓**或**橘皮半夏湯**主之。

陳皮去白三兩　半夏製　枳殼炒，去穰，各一兩　白术半兩　茯苓半兩　桂半兩

右㕮咀，每服一兩，生薑七片，水煎，食前。沉在中焦。

若在尺中腰脚重，小便稠數色如泔。

主脉數，客脉沉。數沉相合，客勝主也。寒氣有餘，命門、三焦敗而虛，故小便如泔。**八味圓**中加桂、附治之。一法：用**黃耆圓**主之。沉在下焦。

三緩者陰也，指下尋之，往來遲緩，小于遲脉，曰緩。主四支煩悶，氣促不安。

證在太陽，風傷衛，當服**桂枝湯**。一云：主四肢煩滿，氣促不安，**枳术湯**主之。

白术一兩　枳實麩炒　甘草各半兩

右㕮咀，入生薑七片，水煎半兩，食後溫服。

歌 曰

來往尋之狀若遲，腎間生氣耳鳴時。邪風積氣來衝背，腦後三鍼痛即移。

太陽中風，脉緩，頸項強急，不得轉側，可鍼風池、風府、浮白穴，則痛移

也。可用**桂枝湯**主之。若緩大者屬脾。

緩脉關前搐項筋

主脉澀，客脉緩。澀緩相合，風邪傷衛，項筋緊急，可用**桂枝湯**。不已，**葛根湯**主之，或**羌活湯**。緩在上焦。

羌活　升麻　黃芩　葛根　石膏各一兩　防風　麻黃去節，湯浸，黃汁，焙乾　藁本　蔓荆子　細辛各半兩

右㕮咀，每服一兩，入生薑七片，水煎溫服，無時。

當關氣結腹難伸

主脉、客脉俱緩，脾濕大勝，胃中大虛，**七氣湯**主之。

半夏製，一兩　人參　官桂　甘草炙，各半兩

右㕮咀，每服一兩，生薑七斤，煎服，無時。不已，復煎服散[1]：蒼朮四兩，去皮，泔浸，水一碗，煎取二大盞，去滓，入白朮、桂、芍藥、茯苓各二錢，再煎取一盞服。不已，再服。或**建中湯**主之。腹難伸者，**溫白圓**主之。緩在中焦。

尺上若逢癥冷結，夜間常夢鬼隨人。

主脉數，客脉緩。數緩相合，反爲寒病，宜**桂枝湯**加乾薑湯治之。

桂枝一兩　白芍藥　乾薑各半兩　甘草炙，四錢

右㕮咀，加生薑、棗煎。不已，用**半硫圓**。緩在下焦。夢鬼者，三焦虛氣，神不守故也。如不用白芍藥，用白朮亦得。

四澀者陰也，指下尋之似有，舉指全無，前虛後實，無復次第，曰澀。主通身疼痛，女子有孕胎痛，無孕敗血爲病。

1　散：原漫漶，據《濟生拔粹》卷四《雲歧子脉訣》補。

歌　曰

澀脉如刀刮竹行，丈夫有此號傷精。婦人有孕胎中痛，無孕還須[1]敗血成。

澀主亡血失精，婦人孕病，或帶下赤白，或敗血，《聖惠方》**烏金散**。治敗血，《局方》**四物湯**、**地黃圓**。失精權道藥[2]，**龍骨圓**主之。

龍骨　苦練子各二兩

右爲末，醋糊圓如桐子大，空心溫酒下三五十圓。

又云：亡血失精，半産漏下，俱宜用酒煮**當歸圓**。方出二十五論。

澀脉關前胃氣并

澀脉，是處氣血俱傷，金有餘，殞傷萬物。主脉與客脉俱澀，是肺金有餘，故并于上，治之以**匀氣散**，或**利膈圓**、**桔梗湯**。澀在上焦。

桔梗一兩　半夏製半兩　陳皮三兩　厚朴製一兩　枳實麩炒半兩

右㕮咀，每服半兩，食後水煎生薑服。

當關血散不能停

主脉緩，客脉澀。緩澀相合，故曰血散，可用**溫經圓**。如胃不和，**調中圓**。澀在中焦。

尺部如斯逢逆冷，體寒臍下作雷鳴。

主脉數，客脉澀。數澀相合，陽氣內虛，陰氣有餘，故爲逆冷。治之，澀在下焦，以**蓽澄茄散**，或用**五補圓**亦得。

人參　茯苓　地骨皮　熟地黃　牛膝去苗，酒浸，各一兩

右蜜圓桐子大，每服三十圓，溫酒下，空心。稍增至五十圓，服至十日及半月，覺氣壅，即服**七宣圓**。經數日，覺氣散，即服**五補圓**。凡人所疾，皆因風不宣散，即成壅緩熱風。若氣不流行，即成痃癖冷氣，轉生諸疾。尋其本

1　還須：原互乙，《濟生拔粹》卷四《雲歧子脉訣》作“還須”，義長，今乙正。

2　藥：《纂圖方論脉訣集成》所引無此字。

由，都爲不閑將理，覺虛則補，覺壅則宣，常須五補、七宣，必相兼服之。久服去百病長生也。

五遲者陰也，指下尋之，重手乃得隱隱，曰遲。主腎虛不安。五遲本土也，常做此一脉爲時勝，故長夏勝冬，是土勝水衰，當如經説。

歌　曰

遲脉人逢狀且難，遇其季夏不能痊。
遲，陰也；季夏，陽也。此證爲失時反候，陽盛陰虛，治之宜瀉心肺、補腎肝。瀉心者，**導赤散**；補腎者，**地黃圓**。

神功診着知時候，道是脾來水必乾。
季夏見遲脉，是土剋水也，故不能痊。

又　歌　曰

寸口遲脉心上寒
主脉澀，客脉遲。澀遲相合，土陰之勝，故爲心上寒，治之以**橘皮圓**。不已，與**术附湯**。
白术　附子炮去皮臍，各一兩　乾薑炮　桂各一兩
右㕮咀，如法煎一兩，食前服。遲在上焦。

當關腹痛飲漿難
主脉緩，客脉遲。緩遲相合，腹中痛甚，桂枝加**附子湯**。
桂　附子炮，各一兩　甘草三錢半
右㕮咀，依法煎服，或**理中圓**。脉回，以**消食圓**。遲在中焦。

流入尺中腰脚重，厚衣重覆也嫌單。
主脉數，客脉遲。數遲相合，水能剋火，陰氣盛，可用**附子理中圓**。遲在下焦。

六伏者陰也，指下尋之似有，呼吸定息全無，再再尋之，不離三關，曰伏。主毒氣閉塞三關，四肢沉重，手足自冷。

主伏脉，伏行于筋下，氣伏于内。

歌 曰

陰毒伏氣切三焦，不動榮家氣不調。不問春秋與冬夏，徐徐發汗始能消。

《經》曰：漬形以爲汗，**麻黃附子細辛湯**。或秋冬以**升麻湯**，春夏以**麻黃湯**，當緩與之。《經》曰：陰盛陽虛，汗則愈。

積氣胸中寸脉伏

主脉澀，客脉伏。澀伏相合，主胸中積氣。治之以**沉香圓**，或加減**溫白圓**。伏在上焦。《經》曰：濁氣在上，則生䐜脹。

當關腸癖常瞑目

主脉緩，客脉伏。緩伏相合，主中焦氣聚而不散，乃風濕之氣，故腸癖瞑目。治以**五膈寬中散**。

白豆蔻一兩　縮砂仁　青皮　陳皮去白　丁香各二兩　木香一兩半　香附子炒，八兩　厚朴製八兩　甘草炙，一兩半

右爲細末，每服三錢，白湯點服，無時。清上實下。如發之，用**羌活湯**。前藥不已，然後用此。伏在中焦。一云：血散則腸癖，不散則瞑目。

尺部見之食不消，坐臥非安還破腹。

主脉數，客脉伏。數伏相合，伏邪勝，寒之甚，而不能化食，故破腹，坐臥不安。治之以**生薑棗湯**。一名四白湯。

白术一兩　黃耆　茯苓　白芍藥各半兩

右爲粗末，每服半兩，入生薑棗煎服。不已，**養脾圓**。伏在下焦。《經》曰：清氣在下，則生飧泄，藏不藏矣。

七濡者陰也，指下尋之似有，再再還來，按之依前郤去，曰濡。主少力，五心煩熱，腦轉耳鳴，下元極冷。

歌　曰

按之似有舉之無，髓海丹田定已枯。四體骨蒸勞熱甚，藏府終傳命必殂。

髓者，腎之主。四體骨蒸者，腎氣衰絕。終傳者，七傳也。土來剋水，必殂也。

又　歌　曰

濡脉關前人足汗

主脉澀，客脉濡。澀濡相合，肺氣虛也。而衛不能固于榮，故多汗，**桂枝湯**主之。濡在上焦。

當關氣少精神散

主脉緩，客脉濡。緩濡相合，精神散失，乃氣衰弱也。治之以**定志圓**，或**四君子湯**加茯神。濡在中焦，至此難治也。

尺部綿綿即惡寒，骨與肉疏都不管。

主脉數，客脉濡。數濡相合，主骨痿不能起于床，五損至骨俱盡，故不治。

八弱者陰也，指下尋之，如爛綿相似，輕手乃得，重手稍無，怏怏[1]不前，曰弱。主氣居表，生產後客風面腫。

氣弱多傷也。

1　怏怏：原誤作“快快”，不通，據下文歌訣及《脉訣刊誤》《纂圖方論脉訣集成》改。

歌　曰

三關怏怏不能前，只爲風邪與氣連。少年得此須憂重，老弱逢之病必痊。

脉若爛綿者，陽氣弱也。以應秋毛之脉，氣弱多傷。怏怏者，輕手乃得；不前者，重手稍無是也。少年得此，須憂重者，乃春夏也。此時當洪大而有力。今反無力而不前，故憂其重也。是春夏爲逆，秋冬爲順，老弱逢之病卻痊。老弱者，乃秋冬也。秋冬脉當浮毛，故爲順。

又　歌　曰

關前弱脉陽道虛

主脉澀，客脉弱。澀弱相合，陽氣虛也。治之以**五補圓**爲久補，**四逆湯**急治之。

關中有此氣多疏

主脉緩，客脉弱。緩弱相合，胃氣內虛，故氣多疏散，治之以**益黃散**、**平胃散**選用之。弱在中焦。

若在尺中陰氣絶，酸疼引變上皮膚。

主脉數，客脉弱。數弱相合，主下部損，腎氣內絶。既陰絶陽盛，疼引于皮膚，是三焦無陰鎮撫，離其原也。氣已損于肺，無法可治也。

已上七表，是春夏具三陽之説；八里，是秋冬具三陰之説。反交錯生疾，得本位常治。《素問》曰：得神者昌，失神者亡。使令血氣各守本鄉也。

卷 之 七

論九道脉法

一長乾,大[1]腸　二短坤,脾　三虛離,心　四促坎,腎　五結兌,肺

六代中土　七牢震,肝　八動艮,小腸　九細巽,膽

雲歧云：九道脉者,從天地九數之理說也。《經》曰：善言天者,必有應于人。是以天有九星,地有九州,人有九藏,亦有九野,故立九道脉以應天地陰陽之法也。以**長**爲乾,清陽發腠理；以**短**爲坤,濁陰歸六府；以**虛**爲離,心中驚則血衰；以**促**爲坎,脉進則死,退則生；以**結**爲兌,發在臍傍；以**代**爲中土,主上中下三元正氣；以**牢**爲震,前後有水火相乘之氣；以**動**爲艮,主血山衰敗；以**細**爲巽,主秋金有餘。此九道脉以應九宮、九藏之法也。

論 九 道 脉

一長者陽也,指下尋[2]之,三關如持竿之狀,舉之有餘,曰長。過于本位亦曰長。主渾身壯熱,夜臥不安。

潔古云：長法乾,此陽明脉,故尺寸俱長,故身熱目疼,鼻乾不得臥,當汗,陽化氣也。

歌　曰

長脉迢迢度三關,指下時來又卻還。陽毒在藏三焦熱,徐徐發汗始能安。

雲歧云：陽毒在藏,何由言發汗？非在五藏之本。陽毒之氣在五藏之標。何爲五藏之本？肝、心、脾、肺、腎是也。何爲五藏之標？皮毛、血脉、肌肉、筋骨,是在此藏也。本以其在五藏之標,故徐徐發汗者,爲在標之深遠也,急則邪不能出,發之以**升麻湯**。發在陽明標。一法：加羌活、麻黃。中治法以**地骨皮散**,治渾身壯熱。

1　大：原作"人",據《濟生拔粹》卷四《雲歧子脉訣》改。

2　尋：此下二字及其左邊相鄰兩行均有漫漶不清之字,據《濟生拔粹》卷四《雲歧子脉訣》補。

地骨皮　茯苓各半兩　柴胡　黃芩　生地黃　知母各一兩　石膏二兩

如自汗已，多加知母，㕮咀，入生薑煎。此法在五藏之標，是皮毛、血脉、肌肉、筋骨之中，故徐徐發者，汗之緩也。

二短者陰也，指下尋之，不及本位，曰短。主四肢[1]惡寒，腹中冷[2]氣，宿食不消。

短法[3]坤，腹中有宿食，當下之。短主陰成形，陰不化穀也。

短脉陰中有伏陽，氣壅三焦不得昌。藏中宿食生寒氣，大瀉通腸必得康。

宿食生寒氣，何由通腸？謂陰中伏陽故也，使三焦之氣不得通行于上下，故令大瀉通腸，使三焦之氣宣行于上下，故用巴豆動藥也。外藥隨證，應見使之。此在長短脉交論內細説之。病久**溫白圓**，新病**備急丹**。

三虛者陰也，指下尋之不足，舉之亦然，曰虛。主少力多驚，心中恍惚，小兒驚風。

虛法離。虛脉者，離火也。中虛之象，心主血也，血虛則脉息難，成驚風，治以**瀉青圓**。

恍惚心中多悸驚，三關定息脉難成。血虛藏府生煩熱，補益三焦便得寧。

恍惚者，陽主動之貌；脉難成，往來之象；煩熱者，血虛也。欲令氣血實，故補益三焦命門，以助心[4]神之氣也。是以男子藏精，婦人繫胞，宜以加減**小柴胡湯**主之。

柴胡去苗　黃芩各一兩　地骨皮　人參　知母　半夏製　茯苓各半兩　甘草三錢，炙　白芍藥八錢

---

1 四肢：《脉訣刊誤》作"體虛"。
2 冷：原誤作"生"。《脉訣刊誤》作"冷"，且云"作'生氣'非"。因改。
3 法：原誤作"發"，據《濟生拔粹》卷四《雲歧子脉訣》改，與本卷體例合。
4 心：原誤作"令"，據《濟生拔粹》卷四《雲歧子脉訣》改。

右㕮咀，每服一兩，生薑水煎。久疾虛煩不得眠，**酸棗仁湯**治之。

四促者陽也，指下尋之極數，併居寸口，曰促。漸加卽死，漸退卽生。

促脉象坎，主中盛滿之象。遇坎而退，則是脉八九至，併寸口漸漸退則活，退則陰生，逆之促而散也。一云：促者熱數，併居寸口，陽太過、陰不及也。

歌　曰

促脉前來已出關，常居寸口血成班[1]。忽然漸退人生也，若或加時命在天。

升多而不降，前曲後居，如操帶鈎，曰死。漸退者，以陽[2]得陰則解；加進之者，獨陽脫陰，故知命在天也。

五結者陰也，指下尋之，或來或往，聚而卻還，曰結。主四支氣悶，連痛時來。

結脉象兌，金動而有止，曰結。應腹中之右傍，故曰結聚也。血留而不行，氣滯而不散。脾主四肢，結而不通，故悶痛。

歌　曰

積氣生于脾藏傍，大腸疼痛陣難當。只宜稍瀉三焦火，莫謾多方立紀綱。

主氣是三焦之氣，旺于脾藏之傍，脾受濕而反熱，傳至大腸，故發疼痛。乃大腸金受三焦火邪，故入大腸。若瀉三焦火邪則愈，禁暴用寒藥急攻，當緩緩下之。

1　班：通"斑"。下同不注。
2　陽：原字漫漶，據《濟生拔粹》卷四《雲歧子脉訣》補。

六代者陰也，指下尋之，動而復起，再再不能自還，曰代。主形容羸瘦，口不能言。

不因病而羸瘦，脉有止，曰代。代，真死脉也。若暴損氣血，以至元氣不續而止，可治以**人參黃耆湯**。

人參　白茯苓　熟地黃　甘草炙　地骨皮各半兩　黃耆　白芍藥　桔梗　天門冬　半夏製　當歸各一兩　陳皮去白，二兩

右㕮咀，入生薑十片，水煎一兩，去滓，食前服。滋養血氣，調和榮衛，和順三焦，通行血脉。若傷寒代者，**炙甘草湯**。

歌　曰

代脉時時動若浮，再而復起似還無。三元正氣隨風去，魂魄冥冥何所拘。

浮甚，陽太過；沉甚，陰太過。浮甚，八至、九至，死在外；沉甚，一至、二至，死在內。代脉居中土之象，生三元正氣。代者，似有似無，曰代。風邪害于脾，故云“正氣隨風去”。

七牢者陰也，指下尋之即無，按之卻有，曰牢。主骨間疼痛，氣居于表。

牢脉象震，其脉不來不往，曰牢。其性緊而急，前後水火相乘之象。水能剋火，得相勝則死。

歌　曰

脉入皮膚辨息難，時時氣促在胸前。只緣水火相刑剋，若待痊除更問天。

牢者木也，前後有水火相乘之象。以牢爲陰，助水剋火，故云命在天。又云：水火併于胸，寒熱發于表，此爲牢脉。

八動者陰也，指下尋之似有，舉之還無，再再尋之，不離其處，不往不來，曰動。主四體虛勞，崩中血痢。

動脉象艮，山也，不來不往曰動，山止之貌，動而不移也。崩中血痢，治之以**赤石脂禹餘糧湯**，**赤石脂圓**亦主之。

歌　曰

動脉根源氣主陰，三關指下礙沉沉。血山一倒經年月，志士名醫只可尋[1]。

以衛爲葉，榮爲根，血去則根亡，根亡則葉凋。此脉寸有尺無，絕無根。此"尺脉第三同斷病"也，宜**內補丹**，出《元戎》方。一云：動主血敗不止，面色無光，治之宜養血氣**八物湯**。

當歸　白芍藥　熟地黃　白术各一兩　人參　乾姜炮　茯苓　桂各半兩

右㕮咀，每服一兩，生姜七片，水煎食前服。

九細者陰也，指下尋之，細細似線，來往極微，曰細。主脛酸髓冷，乏力泄精。

腎無所養，陰不榮于上，陽不榮于下，陰陽不相守，乏力無精。治法：春、夏**地黃圓**，秋、冬**八味圓**主之。

歌　曰

乏力無精脛里酸，形容憔悴髮毛乾。如逢冬季經霜月，不療其疴必自痊。

細脉象巽，風也，爲木，風生髮。陽氣內不潤于皮毛，致毛髮乾，至秋則失時。秋氣平，故不療自愈。此諸陽發于春夏，諸陰發于秋冬，吉也。**普濟茴香圓**主之。

1　志士名醫只可尋：《脉訣刊誤》作"智士名醫不可尋"。

卷 之 八

診雜病生死候歌

潔古云：診脉多少，得五十動，數少則爲促，多則爲長。診四時五行相尅相生，有餘不足，身病爲時，以脉爲令，虚實邪正，具五藏之説。

此法隨四時王氣診之，春左關，夏左寸，秋右寸，冬左尺，當隨四時診之。先絶其母，次絶其夫，又絶其妻，又絶其子。本藏一年而止。凡死，皆以鬼王日時爲期也。

五十不止身無病

每藏各得本數則安。

數内有止皆知定。四十一止一藏絶，卻後四年多没命。

假令肝脉四十一止，腎藏先絶。四年後必死者，爲絶母也。

三十一止郎三年，二十一止二年應。十五一止一年殂，以下有止看暴病。

三十動一止肺絶，三年後死矣。二十動一止心絶，二年後死矣，暴卒也。

診 暴 病 歌

兩動一止或三四，三動一止六七死。四動一止郎八朝，以此推排但依次。

《難經》曰：假令脉結伏者，五藏之所積。浮結者，六府之所聚。結伏、浮結，爲五積六聚。脉爲病脉，非死脉也。代脉者，死脉也。《傷寒論》促結爲表里雜病之説，脉來緩，時一止，復來，名曰結，邪在里；脉來數，時一止，復來，名曰促，邪在表。外無痼疾，内無積聚，又不病傷寒，無表里證，脉有動止，名曰代。代者，真死脉也。

又 歌 曰

健人脉病號行屍

《經》曰：脉病人不病者死。非有不病者也，謂息數不應脉數，此大法也。

病人脉健亦如之

其法有一二生者，何也？病人脉一息四至五至，得合天度而不失常。《經》曰：往來息匀，踝中不歇，雖困無能爲患，故曰生。形羸脉盛，得八九至，穀不入胃者死也。

長短瘦肥並如此，細心診候有依稀。

長者肝也，短者肺也，肥者心也，瘦者腎也。細心診候，察四時之脉也，以長得短脉，肥得瘦脉，皆爲逆也。

診四時病五行相剋脉歌

時脉同論，《金匱真言》曰：得四時者，春勝長夏，風勝濕；長夏勝冬，濕勝寒；夏勝秋，熱勝燥；秋勝春，燥勝風；冬勝夏，寒勝熱，此謂時勝也。弦勝緩，緩勝沉，沉勝洪，洪勝濇，濇勝弦，此五行相剋脉也。

春得秋脉定知死，死在庚申辛酉里。

秋勝春，燥勝風，濇勝弦。木死庚申辛酉者，居家尚病，況行至鬼旺之地？《經》曰：厥陰病，庚日篤，辛日死，餘皆倣此。

夏得冬脉亦如然，還于壬癸爲期爾。

通真子云：夏脉屬火，冬脉屬水，壬癸又屬水，水剋火，故爲逆也。

嚴冬診得四季脉，戊己辰戌還是厄。

冬脉屬水，四季脾脉屬土，戊己辰戌，又屬土，土剋水也。

秋得夏脉亦同前，爲緣丙丁相刑剋。

秋脉屬金，夏脉屬火，丙丁又屬火，火剋金也。

季月季夏得春脉，剋在甲寅應病極。直逢乙卯亦非良，此是五行相鬼賊。

脾屬土，土旺在四季；春脉屬木，甲寅乙卯又屬木，木剋土也。

診四時虛實脉歌

潔古云：實者子能致鬼，虛者母引鬼尅己。己既受尅，妻亦侮之。

春得冬脉只是虛

左關沉弦是虛。

兼令補腎病自除

虛則補母益源。

若是夏脉緣心實，還應瀉子自無虞。夏秋冬脉皆如是，在前爲實後爲虛。春中若得四季脉，不治多應病自除。

妻來[1]尅夫，氣和則諧。

論 傷 寒 歌

潔古云：叔和論全古注，又次三辨。《内經》曰：陽有餘則身熱而無汗，陰有餘則多汗而身涼，陰陽有餘則無汗而身寒。

《熱論》：春夏在陽，秋冬在陰。陽曰汗，陰曰下。陽毒有餘、無陰，尺寸俱浮，皆有力；陰毒有餘、無陽，尺寸俱沉，皆無力。陽曰七，陰曰六，陽數盡而當下，陰數盡而當溫。化不可代，時不可違。《經》曰：盛者可代，衰而已。猶是治傷寒，吐補汗下，盛者可代，衰而已。

傷寒熱病同看脉，滿手透關洪拍拍。出至風門遇太陽，一日之中見脫厄。過關微有慢騰騰，直至伏時重候覓。

假令太陽證欲解時，從巳至未，當汗，"重候覓"者，復至來日午時，再等汗出。本經《心藏歌》云："反時憂不解。"此四句能正上兩句。

---

1 妻来：此前《纂圖方論脉訣集成》引有"若春得季土脉者"一句。

掌内迢迢散漫行，乾瘥疼[1]疔多不的。大凡當日問途程，遲數洪微更消息。

傷寒證有戰而汗者，有不戰不汗而愈者，是乾差疼疔多不的。

又　歌　曰

熱病須得脉浮洪，細小徒費用神功。

是陽病得陰脉。《經》曰：病若譫言妄語，身常有熱，脉當洪大，而手足反逆，脉沉細者死也。

汗後脉靜當便瘥，喘熱脉亂命應終。

邪氣勝，正氣虛，不爲汗衰而脉躁疾者，死也。

陽　毒　候　歌

陽毒健亂四支煩，面赤生花作點班。狂言妄語如神鬼，下利頻多候不安。汗出遍身應大瘥，魚口開張命欲翻。有藥不辜但與服，能過七日漸須安。

五實爲陽。陽毒者，爲邪氣實。然脉盛者心也，皮熱者肺也，腹脹者脾也，前後不通者腎也，瞀悶者肝也，五實從火數，故七也。

陰　毒　候　歌

陰毒傷寒身體重，背強眼痛不堪任。小腹痛急口青黑，毒氣衝心轉不禁。四支厥冷唯思吐，咽喉不利脉細沉[2]。若能速灸臍輪下，六日看過見喜深。

五虛爲陰毒。虛者，正氣不足。然脉細者火也，皮寒者肺也，氣少者肝也，泄痢前後者腎也，食飲不入者脾也，五虛從水數六，灸陰交穴。

---

1 疼：《纂圖方論脉訣集成》《脉訣刊誤》均同。《中華字海》："疼，同顝。見《廣韻》。"然在此句義不明。
2 細沉：原字漫漶，據《脉訣刊誤》補。

診諸雜病¹生死脉候歌

潔古云：雜病論：久病脉浮，終爲客病；脉沉，終爲主病。先明客病，後明主病，形證與脉合而易治，不合爲難治。假令腹脹，脉浮大者生，沉細者死。

腹脹浮大是出厄

邪在表，當發汗。《經》曰：開鬼門。

虛小命殂須努力

邪在内侵，正氣減少，當于膀胱留積。潔淨府，利小便者也。

下痢微小卻爲生

《經》曰：病若腹大而泄者，脉當微細而澀。仲景云：下痢脉小，爲欲解也。

脉大浮洪無瘥日

《經》曰：若大腹而泄，脉緊大滑者死。傷寒太陽少陽合病，自下痢者，**黄芩湯**。故脉小者愈，脉大難治也。

恍惚之病定顛狂，其脉實牢保安吉。寸關尺部沉細時，如此未聞人救得。

《經》曰：病若譫言妄語，身當有熱，脉當洪大，反手足厥冷，脉沉細而微者死。

消渴脉數大者活，虛小病深厄難脱。

《經》曰：病若開目而渴，心下堅者，脉當洪緊而實數，反沉濡而微者死。

水氣浮大得延生，沉細應當是死別。

在表則易，在里則難。《經》曰：邪風暴至，疾如風雨，故善治者治皮毛，其次治肌肉，其次治筋脉，其次治六府，其次治五藏。治五藏者，半死半生也。故府者脉浮，藏者脉沉。《經》曰：府病易治，藏病難治。

1　病：原脱，據《脉訣刊誤》補。

霍亂之候脉微遲，氣少不語大難醫。

霍亂者，陰陽交繫，氣少脉微者，陰陽無力，故知難治。

三部浮洪必救得，古今課定更無疑。

陰陽交，交有力，上下俱出，力敗得平，霍亂自愈。

仲景曰：霍亂，渴則**五苓散**，虛痞者**理中圓**，《局方》**香薷湯**、**厚朴湯**，孫真人**生姜橘皮半夏湯**，隨證用之。

鼻衄吐血沉細宜，忽然浮大卽傾危。

血出與汗出同，脉浮者用同，汗後脉靜者生，脉躁者死。鼽[1]衄者，《內經》曰：鼻淵濁涕，不是鼻中清水出也。衄血者瞑目，衄血者，血汗是已；瞑目者，汗後合眼是也。《經》曰：病若吐血後，鼽衄血者，脉當沉細，反浮大而牢者死。

病人脉健不用治

《諸病源》曰：脉合五至，是有胃氣，不治自愈。

健人脉病號行屍

不因傷寒雜病，脉中有動止，名曰代脉。

心腹痛脉沉細瘥

足少陰腎本證，又得本脉，治之于涌泉也。

浮大弦長命必殂

脉病不相應。

頭痛短澀應須死

《內經》曰：寸口脉短澀者死。頭爲六陽之會，脉當浮，今見短澀者死。《經》曰：三陰三陽，受風寒伏留而不去者，真頭痛也。

---

1 鼽（qiú）：或注爲鼻中清水出。《素問·金匱真言》："春不鼽衄。"王冰注："鼽，謂鼻中水出。"然本書反對此說，云是鼻淵濁涕。

浮滑風痰皆易除

人頭痛有痰，脉得浮滑，皆吉，是陰病得陽脉。

中風口噤遲浮吉，急實大數三[1]魂孤。

中風脉得遲浮者吉。《經》曰：厭厭聶聶，如循榆葉，曰平。"急實大數主魂孤"者，脉得急而勁益強，如張新弓弦曰死。

魚口氣粗難得瘥，面赤如妝不久居。

魚口氣粗者，是"喘熱脉亂命應終"。"面赤如妝不久居"者，是日暮滿覆，有王而衰，天有明而必暗，精神外泄，其死明矣。

中風髮直口吐沫，噴藥悶亂起復蘇。咽喉拽鋸水雞響，搖頭上竄氣長噓。

中風髮直者，是肺主皮毛，髮直者死。水雞響者，肺主聲，其聲不清，化盡則神去。上竄是上喘也。

病人頭面青黑暗，汗透毛端恰似珠。

《經》曰：六陽俱絕者，乃陰陽相離，腠理泄絕，汗乃出，大如貫珠，轉出不流，即是氣先絕也。

眼小目瞪不須治，喘[2]汗如油不可蘇。

六陽不運用，氣不蘇通。

內實腹脹痛滿盈，心下牢強乾嘔頻。手足煩熱脉細數[3]，大小便澀死多真。

《經》曰：必問大小便，小便利而氣和，大便利而血和，大小便不利乃氣

1　三：他本亦同，底本中有豎道，乃人工後添。此下注文引作"主"，亦通，然《纂圖方論脉訣集成》引作"三"。

2　喘：原作"詐"，《纂圖方論脉訣集成》同，然于義不通。據《脉訣刊誤》改。

3　細數：《脉訣刊誤》作"沉細"。

血澀也，故云“死多真”。

外實内熱吐相連，下清注穀轉難安。忽然診得脉洪大，莫費神功定不痊。

外實内熱，是内外皆陽。服涼藥不痊者難治，爲其無水也。

内外俱虚身冷寒，汗出如珠微嘔煩。忽然手足脉厥逆，體不安寧必死拚[1]。

《經》曰：内外皆陰，服熱藥不愈。《經》曰：寒之不寒，責水之少；熱之不熱，責心之虚，爲無火也。

上氣喘急候何寧，手足溫暖浮[2]滑生。反得寒澀脉厥逆，必知歸死命須傾。

上氣喘急，脉當浮而滑，今反手足厥冷，脉澀，是陽病得陰脉者死。

咳而尿血羸瘦形，其疾脉大命難任。唾血之脉沉弱吉，忽若實大死來侵。

衄血、吐血、尿血，諸見血證，脉大者凶，脉小者吉。脉大屬火剋于金，故言凶；脉小屬水能爲助，故生也。

上氣浮腫肩息頻，浮滑之脉卽相成。

上氣浮腫本在表，用**葛根升麻湯**、**解肌湯**。

葛根　黄芩[3]各一兩　麻黄去節，半兩　赤芍藥四錢

右㕮咀一兩，生姜七片，水二盞，煎至一盞，去滓熱服，食前。若汗出浮腫，是邪從汗出。《經》曰：浮者陽也，當發散而解之。若不愈，諸消腫藥治之。肩息頻者，喘也。脉浮而滑，亦在于表，宜**麻黄湯**發表也。

1　拚(pīn)：捨棄，不顧惜。也作“拌”。《廣韻·桓韻》：“拌，棄也，俗作拚。”
2　浮：原作“淨”，據《脉訣刊誤》《纂圖方論脉訣集成》改。
3　芩：原誤作“苓”，據《纂圖方論脉訣集成》改。

忽然微細應難救，神功用盡也無生。

表證見里脉，謂之兩感。兩感者必死，是陽證見陰脉者也。

中惡腹脹緊細生，若得浮大命逡巡。

里病見表，亦爲兩感。岐伯曰：表里俱病，必不免于死亡矣。

金瘡血盛虛細活，急疾大數必危身。

金瘡乃肺金也，虛細則不受火邪。若急疾大數，是受火也。金受火邪，是畏火而亡。仲景曰：數脉不時而即[1]生惡瘡也。

凡脉尺寸緊數形，又似釵直吐轉增。

釵直如轉索，肝氣盛，吐轉增，脾氣衰也。

此患蠱毒急須救，速求神藥命難停。

木盛脾絕即死。

中毒洪大脉應生，細微之脉必危傾。

中毒洪大脉應生者，是在外而不内；細微必危者，是在内而不出也。

吐血但出不能止，命應難返没痊平。

心肺俱死，毒由是出，血不止。

大凡最要生死門，太衝脉在即爲憑。若動應神魂魄在，止便干休命不停。

太衝者，是胃脉也。四時皆以胃爲本。太谿主腎爲根。若動應神魂魄，在應五至爲平。止者，脉止也。

1　而即：《纂圖方論脉訣集成》引作“則”。

卷之九

察色觀病人生死候歌

《經》曰：望而知之謂之神，見五色以知其病也。色澤神和，色不澤則神不和，藏敗神去。《内經》曰：藏者，神之舍；色者，神之旗。五藏一有不和，旗色不内包，聲聽内切，亦在其中。色合五音，音合五證，證合五脉，謂之候。所以四法神用爲先，謂通變化，無所不至。三毛上智，英雄無不至。論曰：色夭不澤，兼所不勝者死，色澤兼所生者吉。目皆黃而愈者，太陽復表。論曰：黑痹青痛、白寒、赤黃爲熱。色不應病，同所不勝者死。

欲愈之病目眦[1]黃，眼胞忽陷定知亡。

欲愈之病，一日太陽，二日陽明，三日少陽，四日太陰，五日少陰，六日厥陰，七日復得太陽。脉得微緩微浮，胃氣將行，目内皆黃。或云知脾土王順，金不受尅，否極泰來，水升火降，寒熱作而大汗解矣。眼陷亡者，太陽不會于目，故無明也。

耳目口鼻黑色起，入口十死七難當。

黑色者水也，入口者舌黑。舌屬心，火之候。黑色者，水勝火則死矣。

面黃目青酒亂頻，邪氣在胃衮[2]其身。

《内經》曰：有病身熱解墮，汗出如浴，惡風少氣，此爲何病？岐伯曰：酒病中風。仲景曰：酒家不喜甘，不可服桂枝。爲是内傷，不吃食，爲之不喜甘，酒使令也。

面黑目白命門敗，困極八日死來親。

黑，水也；白，金也；命門，火也。既見黑白金水行，火敗困極者，火數七，金水一，八日死矣。

---

1 眦：原作"皆"，乃異體"眥"之形誤，據《通真子補注王叔和脉訣》諸本改。
2 衮：《通真子補注王叔和脉訣》諸本同。然《王叔和脉訣》作"喪"，義長。

面色忽然望之青，進之如黑卒難當。

青黑之色爲肝，腎色先青後黑，是迴則不轉，神去則死也，見本經。

面赤目白憂息氣，待過十日定存亡。

面赤是火，目白是金。憂息氣，火刑金而必喘。金數九，餘一日，故十日定存亡，兩候之變矣。

面赤目青衆惡陽，榮衛不通立須亡。

《經》曰：三陰三陽、五藏六府皆受病，榮衛不通則死。面赤火，目青木，故風熱行而道澀，故知榮衛不通則死。

黃黑白色起入目，更兼口鼻有災殃。

黃黑白三色，謂之收色，因在目或口鼻見之，則凶矣。

面青目黃中時死，餘候須着兩日強。

青黃者，木土相剋刑者死。

面無精光如土色，不能食時四日亡。

如土色不澤，知無胃氣。木數三，餘一日，故死于木也。

目無精光齒齗黑，面白目黑亦災殃。

目無精光者神去，齒齗黑者志亡。白如白土，黑似炭煤，皆色不澤，故知死也。

口如魚口不能閉，氣出不返命飛揚。

火勝迫于肺，大喘而死，肺敗也。

肩息直視及唇焦，面腫蒼黑也難逃。

肩息者，氣出而肩動。直視，觀不轉睛，爲六陽不會于目也。唇焦者，土敗，肉脂而唇揭焦。面者，顏也。顏乃心之候；黑者腎之色，水來乘火則榮衛不行，鬱而面腫蒼黑也。

妄語錯亂及不語，尸臭元知壽不高。

妄語錯亂、不語，知神亡則失守。《內經》曰：神亡、尸臭，無水則腎絶，尸臭是根絶也。

人中盡滿兼唇青，三日須知命必傾。

人中，脾也。青者，肝之色。木數三，知死于肝也。

兩顴顴赤人病久，口張氣直命難停。

顴，頰也。人疾久，面赤有美色，乃精神泄于外；口張氣直者，人病久，扶起而喘，名曰無根而死。臥而喘，起而靜，則安也。

足趺趾腫膝如斗，十日須知難保守。

足趺屬足陽明經，所行處腫滿。《內經》曰：諸濕腫滿，皆屬于土。十日者，土之成數也。趺腫者，是胃氣將絶也。

項筋舒展定知殂，掌内無文也不久。

筋舒者督脉絶，掌無文者心包絶也。

唇青體冷及遺尿，背面飲食四日期。

唇者脾之候，青者肝之色。體冷遺尿者，水泉不止、膀胱不藏，失守者亡。“背面飲食四日期”者，此乃除中，胃氣絶也。本經[1]曰：“澀則非多食。”四日者，木數三，餘一日，死也。

手足爪甲皆青黑，能過八日定難醫。

爪者肝之候，青者肝之色，八日者木之成數，此乃肝之太過，死也。

脊痛腰重反覆難，此是骨絶五日看。

脊屬土，腰者腎之候，土勝于水也。五日者，土之生數，剋于水也。

---

1 本經：指《王叔和脉訣》原書。“澀則非多食”一句見卷四“脾藏歌”。

體重溺赤時不止，肉絶六日便高抌。

體重溺赤，謂之血淋；肉絶也，便赤，腫按不起，乃是氣絶也。

手足甲青呼罵多，筋絶九日定難過。

肺主聲，入肝爲呼；甲青者，木敗金賊。九日，金之成數也。

髮直如麻半日夭，尋衣語死十知麼。

髮直者，氣死；甲青者，血亡。金水交，交者死也。尋衣者，手太陰氣絶也。

論五藏察色候歌

潔古云：叔和言五藏死絶以日數，有得母氣不足而死者，有得子氣實太過而死者，有得夫氣剋殺而死者，有自己太過不及而死者。啓玄子云：不可拘以日數，故臨證消息。《經》曰：木病，庚日篤、辛日死。此五藏各見其色，不常不澤而死矣。

肝　藏　歌

面腫蒼黑舌卷青，四肢力乏眼如盲。泣出不止是肝絶，八日應當命必傾。

通真子云：《經》曰：足厥陰氣絶，即筋縮引卵與舌卷。厥陰者，肝也，肝者筋之合也。筋者聚于陰器而絡于舌本，故脉不營即筋縮急，筋縮急即引卵與舌，故舌卷卵縮。此筋先死。庚日篤、辛日死，言庚辛金也，肝木也，金剋木故也。此云八日，以從甲至庚爲八日也。叔和此言似膠柱矣，盍云"庚日應當命必傾"，義即通矣。肝其候目，故泣出不止，爲肝絶也。

心　藏　歌

面黧肩息直視看，又兼掌腫没文班[1]。狂言亂語心悶熱，一日之内到冥間。

《經》曰：手少陰氣絶則脉不通，脉不通則血不流，血不流則色澤去，故

1　文班：即"紋斑"。

面黑黧，此血先死。壬日篤、癸日死，此心絶，則面色如黧，手少陰心之候，故掌腫無文，亦心絶也。黧，黃黑色也。

脾 藏 歌

臍趺腫滿面浮黃，洩利不覺污衣裳。肌肉粗澀兼唇反，一十二日內災殃。

《經》曰：足太陰氣絶，則脉不營其口唇也。口唇者，肌肉之本也。脉不營，則肌肉不滑澤。肌肉不滑澤則肉滿，肉滿則唇反，唇反則肉先死。甲日篤、乙日死。

肺 藏 歌

口鼻氣出不復迴，唇反無文黑似煤。皮毛焦乾爪枯折，途程三日定知災。

《經》曰：手太陰氣絶，即皮毛焦。太陰者，肺脉也，行氣溫于皮毛。皮枯毛折者，毛先死也。丙日篤，丁日死，火剋金也。

腎 藏 歌

面黑齒痛目如盲，自汗如水腰折頻。皮肉濡結髮無澤，四日應當命不存。

《經》曰：足少陰氣絶即骨枯。少陰者，冬脉也，伏行而溫于骨髓。故骨髓不溫，即肉不着骨。骨肉不相親，故齒長而枯，髮無潤澤。無潤澤者骨先死。戊日篤，己日死。此謂足少陰腎脉也。腎主肉，營骨髓，故云伏行而溫于骨髓也。腎氣絶，即不能營于骨髓，故肉濡而卻，謂齒齦之肉攣縮而齒漸長而枯燥也。腎爲津液之主，今無津液，故髮不潤。戊篤己死者，土剋水也。此言四日者，亦從甲數至戊也。

卷 之 十

診婦人有妊歌

肝爲血兮肺爲氣，血爲榮兮氣爲衛。陰陽配偶不參差，兩藏通和皆類例。

心榮肺衛，今本經云"肝榮肺衛"者何？蓋春木發生，秋金收成。又乙庚相合，妻來乘夫。春肝王、肺衰，夫弱妻強，故爲有子。有病爲賊邪，有孕爲縱橫。肝主春而產萬物。肝爲血，謂根成苗化。又曰：厥陰肝木主位，皆生五蟲，毛羽鱗介倮，故以立肝。肝，生化之根。《素問》曰：金木者，生殺之本始。木多而生，金多而殺，有引于下者。《素問》云：手少陰脉動甚者，妊子也。故春夏生，秋冬殺也。

血衰氣王定無娠，血王氣衰應有體。

氣王秋冬，血王春夏，何以名之？《素問》云：寒傷形，熱傷氣也。

尺微關滑尺帶數，流利往來并雀啄。小兒之脉已見形，數月懷𡝏[1]猶未覺。

尺微、關滑、尺數者，言榮氣之盛也。懷𡝏，俗呼惡食。

《經》曰：精化爲氣，氣傷于味。女子重身，百日惡味也。

左疾爲男右爲女，流利相通速來去。兩手關脉大相應，已形亦在前通語。左手帶縱兩箇男，右手帶橫一雙女。左手脉逆主三男，右手脉順還三女。寸關尺部皆相應，一男一女分形證。有時子死母身存，或卽母亡存子命。往來三部通流利，滑數相參皆替替。陽實陰虛脉得明，遍滿胸堂皆逆氣。左手太陽浮大男，右手太陰沉細女。諸陽爲男諸陰女，指下分明長記取。三部沉正等無疑，尺內不止真胎婦。

左疾爲男，春夏應三陽爲男；右疾爲女，秋冬應三陰爲女。兩手關脉大相應，已形亦在前通語。左手縱逆皆曰男，右手橫順皆曰女。假令左手寸口見

---

1 𡝏（dǎn）：《脉訣刊誤》作"胎"。"𡝏"爲方言，懷孕也。清·范寅《越諺·賸語》："𡝏傷：身，妊也。《素問》作重身。"

腎脉爲縱，見肝脉爲逆。假令右手見肝脉爲橫，見脾脉爲順。縱逆多而男多，橫順多而女多。

母乘子兮縱氣露，妻來乘夫橫氣助。子乘母兮逆氣參，夫乘妻兮順氣護。
男女縱橫逆順，皆在前説也。

小兒日足胎成聚，身熱脉亂無所苦。汗出不食吐逆時，精神結億其中住。滑疾不散胎三月，但疾不散五月母。弦緊牢強滑者安，沉細而微歸泉路。
此言五月以後，弦緊牢強滑者安。肝木主生，沉細而微者死。肺金主殺，正前“肝爲血兮肺爲氣”也。

妊娠雜病生死歌

血下如同月水來，漏極胞乾主殺胎。
血能養胎，血在胎存，血亡胎死。榮者養也，血者榮也。

亦損妊母須憂慮，爭遣神丹救得迴。
子在久服不損母，藥隨胎救母，十不得一二而生，由是古人深慮妊婦血漏損娠也。

心腹急痛面目青，冷汗氣絶命必傾。血下不止胎衝上，四肢冷悶定傷身。墮胎倒仆或舉重，致胎死在腹中居。已損未出血不止，衝心悶痛母魂孤。
胎衝上而心痛，血下不止者，由言十死無一生。

産難生死歌

欲産之婦脉離經，沉細而滑也同名。
一呼三至曰離經，一呼一至曰離經者，産也。

夜半覺痛應分誕，來日日午定知生。

假令日午離經，夜半生；夜半離經，日午生。用痛同[1]。

身重體熱寒又頻，舌下之脉黑復青。反舌上冷子當死，腹中須遣母歸冥。面赤舌青細尋看，母活子死定應難。唇口俱青沫又出，子母俱死總高拼。面青舌青沫出頻，母死子活定知真。不信若能看應驗，尋之賢哲不虛陳。新產之脉緩滑吉，實大弦急死來親。若得沉重小者吉，忽若堅牢命不停。寸口澀疾不調死，沉細附骨不絕生。審看此候分明記，長須念取向心經。

已上叔和決婦人死生之要也。

懷妊傷寒歌

傷寒頭痛連百節，氣急衝心溺如血。上[2]生班點赤黑時，壯熱不止致胎滅。嘔吐不止心煩熱。腰背俱強腦痛裂，六七日來熱腹中，小便不通大便結。

懷娠婦人傷寒病者，須問大小便。如利者，知不損胎，**黃龍湯**主之。

又　歌　曰

產後因得熱病臨，脉細四支暖者生，脉大忽然肢逆冷，須知其死莫留停。

有妊婦人血熱而傷胎，此爲產前血涼而傷胎，亦爲產前也。產後二法，因天行而產後用**小柴胡**，不因天行產後**四物湯**主之。

小兒生死候歌

小兒一歲之中，變蒸未定，五行未分，所以能生。能生曰混沌。老子曰：

1　用痛同：義不明。《纂圖方論脉訣集成》所引無此三字。
2　上：原誤作“止”，據《通真子補注王叔和脉訣》改。

抱一能無離乎？專氣致柔，能如嬰兒乎？滌除玄覽，能無疵乎？未識父母，謂之樸識。父母謂之疵。疵者，君病也。君病者，心病也。由分彼我，疾病生焉。按《乾鑿度》[1]云：天形出于乾，有太易、太初、太始、太素。夫太易者未見氣也，太初者氣之始也，太始者形之始也，太素者質之始也。形氣已具，而疴疴者、瘵瘵者，病由是萌生焉。黃帝問此太素，質之始也。人生從乎太易，病從乎太素，叔和以言小兒病耳。

小兒乳後輒嘔逆，更兼脈亂無憂慮。

無心胃滿，變蒸未定，五行未分，脈亂不足言病也。

弦急之時被氣纏

一氣初分，已識彼我；五行乍分，故弦急。被氣纏者，心中有物，悲啼喜笑，故生病也。

脈緩卽是不消乳

小兒脈六至七至曰平，四至五至曰遲，九至十至曰數。乳不消者，母乳中有客風，或有疳乳，食之脈緩。病者吐則乳不消，大便則乳瓣不化，是從風疳而得之。用錢氏**消積圓**主之。

緊數細快亦少苦

此與八至九至，其脈滑利。少苦者，表也。

虛濡驚風邪氣助

輕者，可**大青膏**發散之。

痢下宣腸急痛時

下痢者，邪去氣少，卻腹痛者，脈病相反也。

---

1 《乾鑿度》：書名。卽《周易乾鑿度》，漢·鄭玄注。

浮大之脉歸泉路

《經》曰：病若腹大而泄者，當細微而濇，反緊大而牢者，死也。

小兒外證一十五候歌

眼上赤脉，下貫瞳人。

此爲太陽逆行諸陽，起于目銳眦，上行則順，下行則逆。

囟門腫起，兼及作坑。

《內經》曰：高者上巔，盛夏冰雪。頭涼則順，熱盛則死。囟門腫及作坑者，熱勝則腫，熱極則陷髓下腦者，髓海極熱，髓散故也。

鼻乾黑燥，肚大筋青。

鼻乾者，金氣正形也；黑燥者，火刑金也；肚大者，土之候；筋青者，肝之候，故見木刑于土也。

目多直視，睛不轉睛。

目多直視者，六陽不運于目也；睛不轉睛者，陽絕從陰也，又爲不通也。《經》曰：迴則不轉是也。

指甲黑色，忽作鴉聲。

指甲者，肝之外候；黑色者，水之候；鴉聲者，去聲。去者，聲散絕也。《內經》曰：嘶敗者，肺絕也。

虛舌出口

舌者心之候，心藏神，神藏舌，舌出口，神不藏也。錢氏曰：大病後弄舌者，凶也。

齧齒咬人

齒者，腎之候；齧齒咬人者，水所妄動，志不安也。

魚口氣急

唇爲飛門，取動之意。魚口張而不合，氣急者，不能取動于物，故知脾絶也。

啼不作聲

此爲腎絶，不能榮養于肺也。

蛔蟲既出，必是死形。

蛔蟲出者，胃不容物也，胃絶故見蟲出也。

用藥速急，十無一生。

脱有生者，證不專也。

書《王叔和脉訣》後

晉王叔和著《脉經》及《脉訣》，余嘗疑《脉訣》實非叔和作，後人僞書也。何以知之？《脉訣》皆歌也，西晉時焉有歌訣乎[1]？可疑一也。《脉訣》比諸《脉經》，則文辭卑陋。其論脉亦有黑白表里之差，可疑二也。考《脉訣》，宋安男高陽生所僞作也，嗚呼！悲哉！世之愚醫，漫知貴叔和之名，不察後人妄作，往往本于《脉訣》，其誤人豈鮮哉！何乏世文學君子也。余幼而好學，于兹十年，稍稍知今文古文之別，于是乎有所見。故聊書卷後，解衆人之惑云。

天保三年重陽後二日讀于奚暇齋燈下丹波元堅[2]

---

1 底本不清，疑作"訣乎"，供讀者參考。
2 此句原在書卷之尾。"書王叔和脉訣後"另用附紙書寫。

校後記

本書爲金·張元素注、金·張璧述《潔古老人注王叔和脉訣》的繁體校點本。以下簡述原書的作者與内容、底本與流傳，以及本次校點中某些問題的處理意見。

一、作者與内容特點

書名中的"潔古老人"卽金代名醫張元素，字潔古，易州（今河北易縣）人。張氏生活于十二世紀，《金史》有傳。傳中提及其名言"運氣不齊，古今異軌。古方新病，不相能也"。此言促進了金元醫學的創新研究。該書另一責任人張璧（號雲歧子）乃潔古老人之子，亦有醫名。元代名醫李杲（東垣）、王好古（海藏）、羅天益（謙甫）等均爲張元素的弟子或再傳弟子，世稱此爲易水學派。

張元素名氣雖大，所撰醫書存世者卻少，其中綜合性醫書《醫學啓源》僅三卷，且其卷下《用藥備旨》與張氏本草書《潔古珍珠囊》内容多同。此外，張元素有諸多脉論，散見于元·戴同父《脉訣刊誤》、朝鮮·許浚《纂圖方論脉訣集成》等書，然不明其原出何書。

本校點底本《新編潔古老人注王叔和脉訣》十卷，乃日本宫内廳書陵部藏元至元壬午（1282）序刊本。核其内容，并考書目所載，可知此書乃張元素父子之真作全帙（以下簡稱《潔古注脉訣》），亦卽戴同父、許浚等所引潔古脉論原著。其中卷五至卷七又被元·杜思敬《濟生拔粹》節取，冠名《雲歧子七表八里九道脉訣論并治法》（或簡稱《雲歧子脉訣》）傳世。故此張氏父子合著之書對研究易水學派的醫學見解具有重要意義。

該書無張氏父子之序，不明其撰書宗旨與具體時間。其成書年代當以張璧之注爲准。該書引用"元戎"，當爲元·王好古《醫壘元戎》（約成書于1231~1237年）。又該書至元壬午（1282）吴駿聲序提到："余友虞兄成夫，近得斯本，乃江南前所未有者。"可見此書乃從北方傳來。據此，《潔古注脉訣》的成書年當在十三世紀初期，約爲1237年之後若干年。

該書所稱"王叔和脉訣"，與晉·王叔和《脉經》并非同書。據考《脉訣》爲南朝高陽生托名之作，宋元間被作爲王叔和真作備受推崇，且多有名家爲之注説。張氏父子所注卽其注本之一。該本前四卷爲診脉入式（總論）、五臟及左右手三部脉歌注解。卷五至卷七爲七表八里九道脉注解。卷八爲診雜病生死候、論暴病、五行相剋脉、四時虚實脉、傷寒、陽毒、陰毒。卷九爲望診及五臟外現諸症。卷十爲婦人、小兒脉診。全書按《王叔和脉訣》原文順序逐次加注，冠"潔古云"者爲張元素注，冠"雲歧子云"者爲張璧注。

此書看似注解脉書，實則以"隨脉辨證，隨證注藥"爲特點，將脉、證、方藥綜而論之，憑脉辨證，據證議藥，兼述病機預後，并非汲汲于討論脉狀脉象。明代何柬將該書簡稱《張潔古藥注脉訣》，正反映了該書注説的特色。《金史·張元素傳》載張元素爲劉完素治病，講究據脉用藥，正與該書隨脉辨證用藥相合。

二、底本流傳及校本選定

今存《潔古老人注王叔和脉訣》元代至元壬午序刊本乃存世孤本，故此爲理所當然的校點底本。該本二册。版框約高 19.8 釐米，寬 13.4 釐米。每半葉十二行，行二十一字。白口，上下黑魚尾，左右雙邊。書前有至元壬午（1282）吴駿聲序，另有蒼崀山人識語，未署年代。書末有手書"天保三年重陽後二日讀于奚暇齋燈下。丹波元堅"。日本天保三年即公元 1832 年，另有附紙，手書《書王叔和脉訣後》一篇，據文義，當爲丹波元堅撰。此十卷本曾見明·朱睦㮮《萬卷堂書目》、清·黄虞稷《千頃堂書目》等書目著録，清代後期書目未再見踪迹，故清代中國此書或已亡佚。

除此以外，學界未再發現有此書的任何翻刻本，故本書校點亦無對校本可用，只能通過此書的資料來源與底本流傳來確定他校本。

該書所引《王叔和脉訣》當來源于現知最早的宋·劉元賓《通真子補注王叔和脉訣》（成書于 1076 年前）[1]，理由是該書引用了"通真子"之説。劉元賓之書今存明成化五年（1469）刊本，此可用作該書《脉訣》正文的他校本之一。

現知最早節取《潔古老人注王叔和脉訣》之書爲元·杜思敬《濟生拔粹》（該書輯成于 1315 年，今存上海涵芬樓影印元刊本），該書卷四《雲歧子七表八里九道脉訣論并治法》可用于校勘《潔古老人注王叔和脉訣》卷五至卷七。另元·戴同父《脉訣刊誤》（約 1333 年前成書），朝鮮·許浚《纂圖方論脉訣集成》（1581）均引用了《潔古老人注王叔和脉訣》（多引作"潔古曰"），故亦可作《潔

---

1 原題晉·王叔和撰，宋·劉元賓補注，鄭金生點校：《通真子補注王叔和脉訣》，見《海外回歸中醫善本古籍叢書》第一册。

古老人注王叔和脉訣》的他校本之一。此外，明《普濟方》等書也曾引用過《潔古老人注王叔和脉訣》，但其引文有欠嚴謹，故本書不用作他校本。

三、校點中所遇問題與處理方法

底本爲元刻本，行緊字密，書寫刻版皆精，出處及方名常用黑底白字顯示，十分醒目。爲保留元版標記清晰的特點，本校點本的注家名及重要引文出處采用楷體紅色，將方名用宋體加粗表示，不與出處相混。底本部分方名反色標記不規範，或遺漏，或部分遺漏。對此，今按原書體例統一改正，不予繁注。

該書爲古脉訣注解，爲區分原訣與注文，原書將《脉訣》文字頂格，注文均低一格。本校點本則將原訣文字加粗，以期訣、注分明，不易混淆。

元刻本的特點之一是簡體字增多，這在本書，主要表現是藥物“薑”常憑諧音簡刻作“姜”，現代簡體藥名沿用以爲正名，故不加改正。但“鼠黏子”刻作“黍粘子”，“馬兜鈴”刻作“馬兜苓”等，這在古籍，就有違藥物命名原意，現代亦不用此誤名，故按正規繁體予以改正。

元代受北宋末醫學教育與學風影響，運氣學説盛行，故潔古父子亦好用運氣學説解釋脉理，文中多八卦、干支等詞彙，時或長篇大論，令現代讀者難以抓住其要領。故本次校點，對原書少數長篇論説，校者常據文義，略分段落，以便閲讀。

張元素父子乃醫家，非儒士撰書，故引書標記不很嚴謹規範。某些文獻出處僅用簡稱，甚或僅標一“經”字。此類引文甚多，然本書重在校點，故除有疑義之處外，其餘并不逐一追溯原文出處。

校點者

2022 年 9 月 30 日